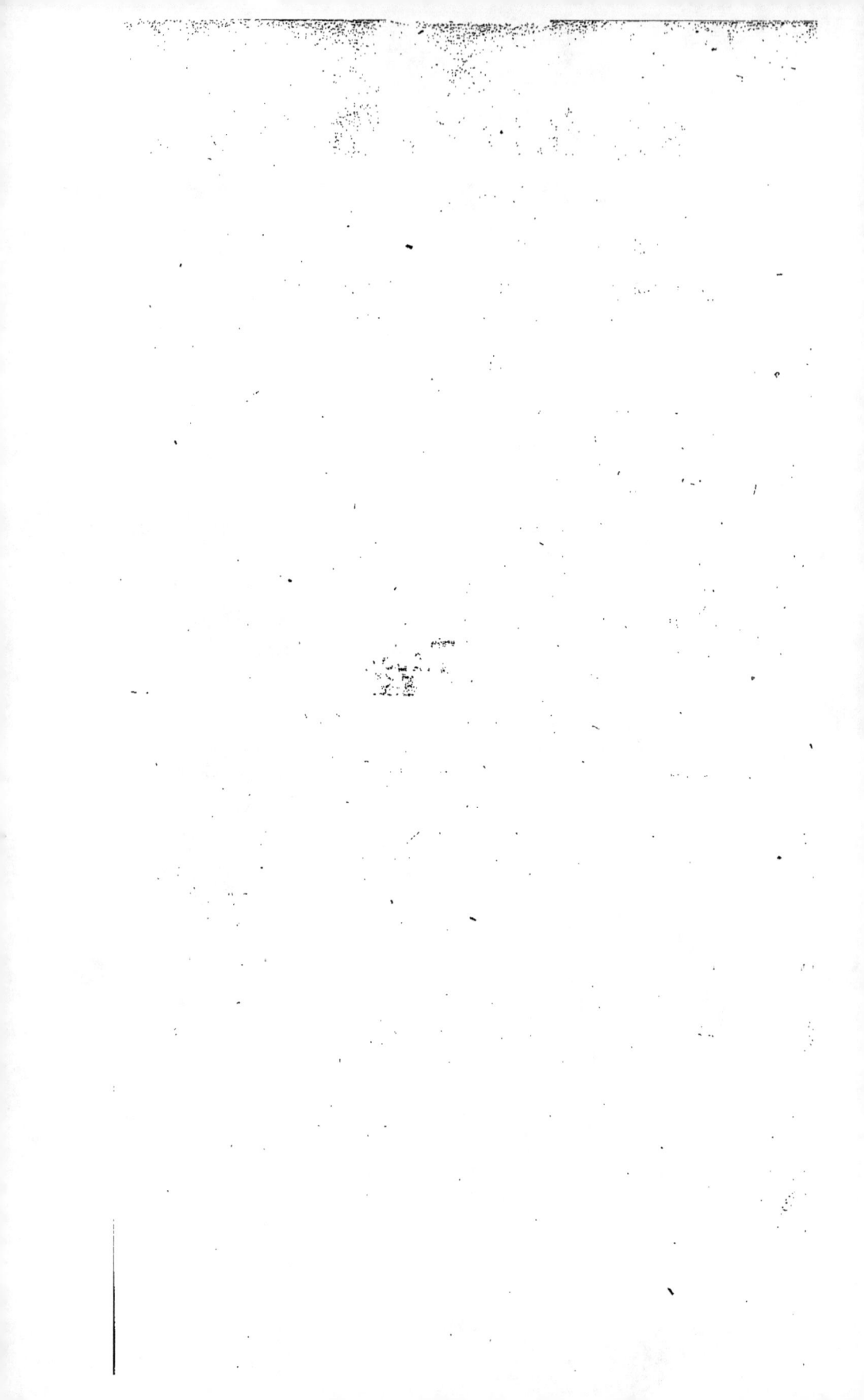

Td 1/7

T.2495.
E.x.

DE L'ANALOGIE

APPLIQUÉE

A L'ÉTUDE DES ÉPIDÉMIES,

ET A LA DÉTERMINATION DES MÉTHODES CURATIVES
QU'IL FAUT CHOISIR DANS LES CAS DOUTEUX :

OUVRAGE

QUI A REMPORTÉ, LE 17 MAI 1809, LE PRIX ENTIER
PROPOSÉ PAR LA SOCIÉTÉ DE MÉDECINE - PRATIQUE
DE MONTPELLIER, EN 1808 ;

PAR J.-M. AUDIBERT-CAILLE,

Médecin, membre honoraire, titulaire, associé ou correspondant de plusieurs Académies de belles-lettres ou de
sciences de France : de la Société de Médecine-Pratique
de Montpellier, Paris, Lyon, Bordeaux, Marseille, etc.,
Rédacteur du Journal de Médecine de Montpellier.

SECONDE ÉDITION.

De hoc multi multa, nemo satis.
Inscription de la pierre d'Heidelsen.

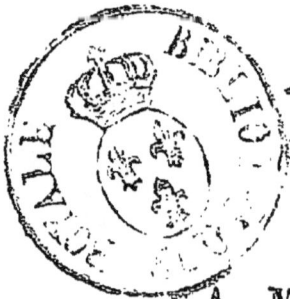

A MONTPELLIER,
Chez X. JULLIEN, Imprimeur du Journal de
Médecine, place Louis XVI, N.° 57.

1823.

La question était conçue en ces termes : *De quelle utilité est ou peut être l'Analogie en médecine , soit dans la détermination d'une maladie nouvelle ou inconnue , soit dans celle de la méthode curative qu'il faut choisir dans les cas douteux ; jusques à quel point est-elle un guide sûr dans l'une ou l'autre circonstance ; et quelles sont les règles générales qui , dans son application à la médecine , doivent en étendre ou en limiter l'usage ?*

Le mémoire couronné portait pour épigraphe la phrase suivante : «Si le philosophe s'efforce de rapprocher sans cesse les effets et les causes, que de vues ne s'offriront pas à lui sur l'importance de certains problèmes qui ne peuvent être bien définis qu'après des tentatives multipliées pour les résoudre ».

(Décérando , Hist. des systèmes , tom. 2.)

M'ouvrir votre bibliothèque, laisser à ma disposition les résultats de vos procédés opératoires , est
une preuve de votre sollicitude pour l'instruction
de ceux qui vous estiment. Mais me signaler aux
malades du Département du Var qui réclament
vos soins , comme un praticien heureux qu'il faut
consulter sur les lieux avant de venir à Montpellier ; mais montrer tant d'estime à un praticien que
vous ne connaissiez que par ses écrits ; mais croire
à ce médecin silencieux et ami de la retraite , plus
de savoir qu'il n'en a , et puiser dans cette prévention les motifs d'une prédilection exprimée avec
autant de générosité que de délicatesse ; c'est ,
Monsieur , joindre le sublime du dévouement à
celui de l'affection. Hélas ! je n'acquitterai jamais
ma dette ; car la gratitude s'exprimerait par des
faits que votre cœur seul veut connaître.

En me repliant sur mes sentimens , j'aurais ,
peut-être , à vous donner un caractère , que ,
jusqu'ici , peu de médecins ont mérité. Je m'im-
pose l'obligation de me taire , pour ne blesser ni
votre modestie , ni votre grandeur d'âme. Je
laisse néanmoins à un sol bien cultivé le soin
de porter des fruits utiles. Alors je vous les offrirai
avec un empressément égal à la vive reconnaissance que vous doit votre compatriote.

J. - M. AUDIBERT CAILLE.

REMARQUES PRÉLIMINAIRES.

La Société de Médecine-pratique de Montpellier proposait, depuis quelques années, des problèmes, dont la solution ne la satisfaisait point. Elle voulait éclairer les bons esprits sur l'application judicieuse de la métaphysique à la Médecine pratique. Elle voulait commander à l'enthousiasme philosophique, et produire cette déséduction que nous observons aujourd'hui avec quelque espérance pour l'avenir. Je remportai, sans partage, en 1809, le prix que cette académie avait proposé en 1808 : elle fit à mon insçu, en 1812, une édition de mon ouvrage couronné.

Rédacteur du Journal de Médecine de Montpellier, en 1823, je combattais quelques sectes qui déprécient les anciens et nos maîtres : mon Traité de l'analogie imprimé, tomba sous mes yeux. Je le lus avec attention. Je trouvai que j'avais critiqué, par anticipation, les doctrines superficielles que je combats aujourd'hui dans mes bibliographies et mes mélanges.

Frappé de cette analogie, j'ai dû faire une nouvelle édition de mon livre, en indiquant, toutefois les dispositions d'esprit où j'étais en concourant, et les motifs de ma persévérance dans mes premières opinions.

La prétendue application de l'analyse à la méde

cine, par M. le professeur Pinel, était une ana‑
lyse arbitraire de symptômes ; mais elle n'était
point l'analyse d'une maladie. Les remarques cri‑
tiques de M. Broussais sur les groupes de symp‑
tômes sont une confirmation de mon idée , et
constituent la partie la plus utile des dogmes
du Val de Grâce. M. Pinel qui a mille fois em‑
ployé l'abstraction sans l'entendre , et l'induction
sans la déterminer , n'a été analyste qu'en appli‑
quant l'analogie aux siéges de nos maladies. Chose
étrange dans l'histoire de l'esprit humain et des
sectes ! M. Broussais outrage le professeur Pinel ,
à qui il doit des idées saines sur le siége des in‑
flammations ; et M. Pinel n'est analyste qu'en
faisant des distinctions que M. Broussais repousse.
Des praticiens d'un grand mérite , avaient pres‑
senti le choc des amours-propres et la lutte des
doctrines , lorsqu'ils proposèrent le problème
de l'analogie.

J'abordai le problème avec circonspection. Je
voulus dans ma solution embrasser les deux pro‑
blèmes de l'analyse et de l'analogie ; et préparer
la solution d'une nouvelle question sur l'induc‑
tion. On n'a jamais proposé ce dernier ; d'où
je déduis que mon Traité de l'analogie était éga‑
lement un traité sur l'induction.

J'avais dit sur les rapports de l'expérience avec
les dogmes, des choses nouvelles qui tendaient
à prouver que les idées de Zimmermann et de

Galien pouvaient être étendues; j'avais dit que la fièvre n'est souvent qu'une forme morbifique ou le symptôme nécessaire d'une diathèse indéterminée, que le principe vital tendait à combattre; j'avais distingué l'irritation de l'inflammation, envisagées sous un rapport nouveau, et autrement que ne l'avait fait l'ingénieux Bordeu.

Aujourd'hui on récrimine contre l'éclectisme, on nous relance dans les époques reculées. Je dois donc revendiquer certains droits d'antériorité; pour montrer dans la suite que ceux qui nous accusent d'être arriérés, n'ont fait quelques pas en avant qu'en s'appuyant sur les éclectiques, et sur les perfectionnemens indiqués par les bons métaphysiens.

Quand on prétendra avoir acquis des droits à l'estime, en citant les progrès de notre époque, dans la connaissance et dans le traitement de certaines affections organiques, nous conviendrons de bonne foi, que les anciens n'avaient donné que les verres à ceux qui ont perfectionné les instrumens; mais nous réclamerons nos titres à l'avancement de la science de l'homme dans le sentier des diathèses générales, des maladies sporadiques, ou des contagions épidémiques.

Mon ouvrage actuel renferme une double solution du problème, et une explication de fait, des principes dogmatiques qu'il renferme. La première partie considère la question sous un rapport purement abstrait, et la résout à l'aide d'une théorie nouvelle sur l'analogie considérée comme moyen dialectique Cette partie est une sorte d'éclectisme métaphysique qui combine les principes de l'école de Locke avec ceux de l'école de Kant. La 2.e partie s'applique implicitement à des faits pathologiques subordonnés à la manière de philosopher de Barthez, et à la méthode dogmatico-éthiologique des médecins Hippocratiques. La 3.e partie est une confirmation de mes principes d'analogie, par des faits de pratiques.

En m'honorant d'une palme académique, la société de Médecine de Montpellier me fit quelques observations savantes. Je les ai reçues avec déférence; mais en disant textuellement dans son programme, que j'avais donné une belle solution du problème, et que j'avais judicieusement appliqué à la médecine une partie des belles maximes de la philosophie expérimentale; elle m'a tacitement ordonné de faire une nouvelle édition d'un traité qu'elle avait publié dans ses actes. Ma prétention actuelle sera justifiée, si l'on convient que je suis arrivé au but, à travers une route nouvelle que personne n'avait frayée avant moi.

DE L'ANALOGIE

EN MÉDECINE.

PROLEGOMÈNES.

Les faits qui sont les matériaux de quelques sciences particulières, et le produit de certaines forces internes, mais quelquefois variables, impriment un caractère analogue à leurs résultats: les faits vitaux soumis à des influences multipliées, à des réactions perpétuelles sont de ce nombre; cependant l'art difficile de les rechercher, de les saisir, de les expliquer, semble n'avoir fait encore que d'infructueux essais. Peut-on attribuer cette circonstance, qui n'honore pas la raison, au peu de progrès de la véritable métaphysique? Doit-on penser, avec Méad, que, s'il est difficile de trouver les explications de la vérité, il l'est bien plus encore de les bien exposer quand on les a découvertes? Je m'attache à cette dernière conjecture: je suppose que, lorsque des sectaires suscitent un enthousiasme éphémère par des prétentions exagérées, des amis du vrai savoir, imperturbablement liés à l'avancement des arts utiles, savent garder une sage réserve; et confier au temps le soin d'éclairer les sciences. Ils savent donc où la vérité doit être : ils en sollicitent l'exposition : mais le temps , qui entraîne avec lui les fruits inutiles de l'imagination et des sophismes , ne ferait pas éclore les germes de la vérité , si le flambeau du doute n'éclairait les sentiers incertains de l'erreur ; c'est donc à des problèmes bien mûris par le jugement , qu'il est réservé d'être utiles à la science de l'homme.

Lorsque , par un étrange abus de la philosophie de Bacon , et par un oubli surprenant des dogmes d'Hippocrate , on réduit l'art des observations, et la science des faits , à un empirisme absolu , une Société, réellement savante , rappelle l'attention des hommes d'études vers l'analogie exacte qui lie les parties d'un fait , et vers l'analogie médicale des faits comparables : semant ainsi des doutes judicieux sur les avantages réels de quelques factices applications ; elle arrête ou suspend la marche incertaine des idées , pour mieux assurer les progrès de l'art de connaître et de guérir les maladies. On connaît, à de pareilles dispositions, le génie qui se dégage avec vigueur des entraves humiliantes de l'opinion séduite , et la raison cultivée , énorgueillie de ses prérogatives. Le choix du problème actuel , ferait seul l'éloge du corps où je dois trouver mes juges : je l'avoue , je doute d'abord si je n'ai pas déjà oublié le précepte donné par le poëte de la raison. Je me défie de mes moyens : la certitude que les juges du concours sont des hommes aussi habitués à agir , d'après des principes solides, qu'à raisonner sur de savantes théories, m'arrête et m'intimide. Encouragé , cependant, par l'espoir de montrer la voie , en sup‑

posant que je ne fournisse pas la carrière , je me
persuade que j'aurais assez fait, si je ne succombe pas
sous ma tâche.

Les difficultés du problème sur l'analogie sont
d'autant plus grandes qu'il faudra déterminer les
idées attachées à l'analogie médicale. Je pense
que l'analogie, ce moyen rationnel de découvertes et
d'explications , n'a point été encore envisagé sous son
aspect naturel , parce qu'on n'a pas défini avec précision le sens attaché à cette expression abstraite : la
possibilité d'une bonne définition est , dans ce cas,
tellement obscure , que l'état de maladie est un tout
fort complexe. Il est donc nécessaire que j'établisse
une théorie introductive sur des principes absolument
nouveaux ; il sera indispensable que , suivant les principes de la philosophie la plus rationnelle , je fasse
sentir la différence primordiale qui existe entre l'essence d'une maladie et les formes qui l'acccompa-
gnent , sans en modifier la nature. Il devra résulter
de mes recherches un commentaire de cette idée de
Galien , que la comparaison des maladies se déduit de
la connaissance des causes dont l'exercice produit des
similitudes dans certains cas , et des différences dans
certains autres.

A la vue de ces distinctions, on m'imputera, sans doute,
de rétablir des abstractions à côté de celle que je dois
examiner. Les novateurs récrimineront : ces résultats
ne doivent ni atténuer mes argumens , ni intercepter
ma marche didactique. Il importe de savoir si j'ai créé
des méthodes d'analogie , et si les idéologistes avaient

entrevu celles qui peuvent convenir à la science de l'homme malade.

Les auteurs philosophes qui, avant Condillac, ont écrit sur l'analogie, n'ont pas distingué les diverses sciences auxquelles on peut appliquer cette méthode de découvertes : je dis plus ; le métaphysicien français a eu sur cet important objet des idées qui ne sont pas exemptes de contradiction. Pour partager mon opinion, sur ce point d'érudition morale, il suffit de comparer les principes de l'art de raisonner de Condillac, avec ceux du traité des systèmes du même auteur : dans le premier, il paraît rapporter toutes les notions comparatives aux vérités identiques ou abstraites ; tandis que, dans son traité des systèmes, il semble exclure tous ces principes. Chrisippe, qui a développé la doctrine de Zénon, comme Condillac a expliqué celle de Lock, offre lui-même ces incertitudes. C'est, sans doute, aux difficultés de bien déterminer la nature, l'usage, et les bornes des analogies, qu'il faut attribuer l'impuissance des tentatives faites à ce sujet par nos plus grands maîtres.

Si nous abandonnons le champ de la métaphysique pure, pour chercher, parmi les auteurs médecins, quelques lumières propres à nous conduire ; nous rencontrons d'abord Baglivi : mais le médecin de Rome, quoique doué d'une imagination riche, a souvent substitué une métaphysique stérile aux principes d'un empirisme rationnel ou d'un dogmatisme expérimental. Les successeurs de Condillac et ceux de Blaglivi n'ont effectivement donné aucune théorie spéciale : les uns et les autres semblent avoir sanctionné les méprises de leurs prédécesseurs, en se perdant dans des généralités inutiles, ou propres à désespérer notre zèle, quand nous avons voulu faire des applications de règles aux circonstances particulières. Il est vrai, suivant les idées du savant auteur du rapport des signes avec l'art de penser, que la philosophie ne considère les sciences que dans leur rapport le plus général ; mais il est encore vrai que les rapports généraux sont les résultats des faits particuliers : or, en combinant ces deux opinions, on en tire cette conséquence immédiate ; que la philosophie qui ne souffre pas l'épreuve des applications est une science dangereuse et tout-à-fait inutile.

Les belles idées de Barthez, sur la bonne méthode de philosopher dans la science de l'homme, ont un rapport sensible avec l'explication de quelques faits physiologiques, mais elles sont insuffisantes, lorsqu'on veut transférer la méthode, dans le domaine des fonctions morbides : elles ne peuvent donc nous conduire à la solution du savant et profond problème qui est offert à nos méditations. La seule utilité qu'on peut déduire des principes du Chancelier de l'université de Montpellier ; c'est que ce grand homme déterminait l'acception de philosophisme aux méthodes didactiques des découvertes.

C'est, conséquemment, sur des règles nouvelles que je dois tracer les principes des analogies médicales : jetant un regard rétrograde et rapide sur les méthodes diverses employées par les auteurs ou par les sectes les plus célèbres, je pense qu'on pourrait donner sur les analogies des principes à peu près satisfaisans, si l'on conciliait les données de l'empirisme ou celles de l'expérience, avec les maximes du dogmatisme, ou les dogmes de l'éthiologie.

Cette disposition désigne le dessein de ce mémoire, peu capable, sans doute, de satisfaire aux vues de la Société de Montpellier ; mais suffisant, à coup sûr, pour montrer la route qu'il faudrait suivre, pour atteindre au but qu'on nous propose.

Le dessein de cet écrit consiste à établir la théorie de l'analogie sur l'examen et sur la connaissance des divers attributs sous lesquels les objets naturels se présentent à notre entendement, et à prouver que nos facultés rationnelles, appliquées à l'étude des faits correspondent aux attributs des corps. On voit déjà que, sans adhérer exclusivement à la doctrine des IDÉALISTES ou à celle des MATÉRIALISTES, nous combinerons les vérités propres à chacune. Il résultera de cette méthode :

1.º Qu'il y a des analogies propres aux classifications, dépendantes de l'état inactif et constant des corps; états étrangers à la nature actuelle de la fonction de ces corps ; cette activité est exprimée dans une succession d'états qui indiquent la nature propre d'une fonction spéciale.

Il est incontestable que les classifications des symptômes, d'après M. Pinel, sont une traduction de la dialectique d'histoire naturelle, dans le domaine des faits modifiés chez chaque individu malade. Mais en paraissant rendre le langage plus exact on a effectivement rendu la notion de la maladie plus incertaine. Les groupes de symptômes ne sont et ne feront jamais une analyse.

2.º Que la comparaison des attributs de classifications ne peut fournir aucune analogie de faits , ou qu'elle fournit des analogies illusoires et dangereuses.

Traduisant ces développemens en langage philosophique , nous disons , que les fausses analogies se déduisent de la non distinction des sensations immédiates , avec les sensations inductives ; ou bien qu'elles résultent de ce qu'on n'a pas recherché les rapports , qui , dans l'étude ou dans la comparaison de deux faits , lient les sensations immédiates avec les sensations inductives.

Portant ces expressions dans l'art de connaître ou de guérir les maladies nouvelles ou inconnues , par le secours des analogies ; nous aurons à établir que l'étude du symptôme doit se rapporter à l'appréciation de la cause; afin que la maladie puisse être un tout comparable et analogique : n'accordant ainsi aucune préférence aux méthodes absolues , et adoptant la réserve du Philosophe Hobbes, j'employerai une dialectique combinée à la formation des principes de discussion. Trois parties composeront cet ouvrage : la 1.re philosophique ou de principes ; l'autre expérimentale ou d'application. La 3.e sera une confirmation par des faits : une conclusion s'adoptera au problème

PREMIERE PARTIE.

Examen idéologique de la question.

I. Pour se former une idée suffisante de l'analogie en général, et pour exposer ou pour saisir les différences que ce moyen d'instruction prend en passant d'une science à une autre, ou en s'appliquant à diverses parties - d'une même science, il faut avoir préalablement acquis des idées bien exactes sur l'analyse en général, et sur les analyses particulières : or, l'analyse est une opération par laquelle l'esprit considère tour-à-tour les diverses parties d'un état ou d'une action. Il y a donc des analyses propres à l'état permanent et immuable des corps ; et des analyses propres à leurs fonctions périodiques. Les premières analyses sont supperficielles, et n'exigent qu'une certaine sagacité d'attention ; les secondes requièrent un usage constant et réfléchi du jugement et de la méditation. Chose étrange! on admire les analyses de M. Pinel, qui sont des combinaisons plus ingénieuses que savantes, et l'on ignore qu'un médecin de Sorèze (M. Clos), a soutenu une dissertation qui était la critique anticipée des analyses factices.

II. Pour rendre ces propositions bien sensibles, je veux exposer ici une série de pensées susceptibles d'évidence de sentiment et d'évidence de raison. Cette nécessité d'évidence, qui, depuis le septique Anessidemus jusqu'à Descartes, a été le motif de bien des doutes, me paraît utile dans cette circonstance. Par ce moyen, les progrès de l'esprit, dans la science où nous raisonnons, seront d'autant mieux assurés qu'ils résulteront d'une conviction intime.

III. Toutes les parties de la matière, considérées objectivement, sont placées sous l'action de nos sens. Elles existent absolument hors de nous, et sont indépendantes du moi personnel, de cette entité qui a fourni à Fitkce d'excellens argumens contre quelques erreurs du kantisme. Ces parties sont donc l'objet de notre savoir, et sont proposées à notre intelligence (*objiciuntur*) : ils sont hors de nous, dis-je ; et cette opinion peut être démontrée par une méthode qui m'appartient, et qui m'a été suggérée par l'étude de la science de l'homme : les prérogatives accordées par Descartes aux médecins studieux, font de ce philosophe un penseur habile et plein de perspicacité.

IV. Dans l'étude des fonctions organiques de l'homme, on trouve une propriété mise en jeu, une fonction remplie ; mais il faut, entre l'acte et la faculté, un moyen excitateur : il en est ainsi dans les fonctions intellectuelles. La sensibilité percevante est une propriété, la sensation est une fonction ; mais, entre cette fonction et la faculté, il faut un moyen excitateur. Or, ce moyen est dans les objets qui nous entourent ; et comme, en bonne logique, la fonction, la faculté et le moyen ne sauraient être dans un seul sujet, j'en infère d'abord l'existence des objets extérieurs ; j'en déduis ultérieurement le principe de nos connaissances, j'en déduis encore. qu'il y a des vérités qu'il faut chercher hors de nous

En ramenant à des points généraux, les méthodes institutaires du célèbre *De l'épée*, et du savant Sicard, on voit que ces procédés que j'indique, sont exactement ceux que suivent les muets de naissance, dans l'acquisition des idées générales. Ils procèdent toujours de leur propre institution aux faits extérieurs : ils remontent, de la sensation qu'ils éprouvent, à la cause qui la détermine. Voilà pourquoi les sourds-muets sont les métaphysiciens les plus exacts. Voilà la source de trois conséquences, sur les objets qui nous affectent, sur notre faculté de connaître, et sur la nature des vérités.

V. Cette dernière conséquence rétablit la liaison de mes idées sur les objets qui m'entourent et que je veux étudier. Les objets ne peuvent m'affecter qu'à l'aide des attributs qui leur sont inhérens. Ces attributs ne sont pas identiques ; ils sont différens suivant divers objets. Pour sentir cette différence, il faut qu'il y ait, dans la nature de ma faculté de percevoir, des différences correspondantes à celles qu'ont les corps dans leurs facultés de m'affecter. Ces différences existent : chaque organe sentant a un mode de sensibilité particulière, comme chaque objet senti revêt des modifications différentes. Je tire de là cette conséquence : que les premiers faits de notre rationalité, analogues dans leur mécanisme, avec ceux de nos fonctions physiques (IV), sont des faits de contact, dépendans d'un rapport entre la nature générale et l'organisme individuel.

Ces conséquences paraissent liées au système du

matérialisme, et à celui des idées innées. Il n'y a pourtant ici ni éclectisme abstrait, ni concessions aux systèmes. Nos connaissances sont des acquisitions, mais nos propriétés sont innées. Voilà, je crois, la seule liaison que la raison puisse établir entre les systèmes les plus opposés.

Ces rapprochemens éclaireront la question.

VI. Tous les objets sont donc les matériaux de nos connaissances; mais tous n'ont pas des attributs communs : cette différence, considérée hors de nous, annonce que tous les corps n'ont pas une seule et même nature. En effet, les uns offrent à nos sens des modifications actuelles et constantes, indépendantes d'une activité intime, intrinsèque, calculable dans ses effets, subordonnées à des lois rigoureuses; les autres, au contraire, présentent à notre affectibilité des attributs actifs, périodiques, dépendans d'une manière d'être intrinsèque, autant que des influences qu'exercent sur eux les excitations externes : je dis attributs actifs, pour séparer les caractères des substances inertes de ceux des substances vivantes, et pour satisfaire aux principes de la plus judicieuse métaphysique; je dis périodiques, pour peindre la vie comme un renouvellement continuel de fonctions soumises à nos méditations; je dis dépendans d'une manière d'être intime, autant que des influences circonstantielles, pour ne pas encourir le reproche d'embrasser les principes d'un vitalisme exclusif, ou d'une doctrine d'excitation absolue.

VII. Si tous les objets avaient des attributs communs, l'état inerte des corps étant confondu avec leur activité, le savoir serait borné à quelques sensations immédiates. Alors l'empirisme serait la seule méthode de bien philosopher, parce que les mêmes causes produiraient imperturbablement les mêmes effets; et que, d'ailleurs, les phénomènes d'une époque, d'un lieu et d'un individu, seraient perpétuellement les mêmes dans tous les cas donnés. La métaphysique de quelques médecins philosophes du siècle se borne à admettre l'hypothèse que je réfute : mais comme les faits la démentent, une théorie opposée doit la renverser. Or, le nombre et la différence des attributs des corps, les mutations que ces attributs éprouvent par la succession des temps, par les influences respectives et mutuelles des causes, multiplient proportionnellement nos rapports scientifiques : le défaut de discernement dans les attributs spéciaux est, sans doute, la cause de nos longues disputes, de nos opinions opposées, de nos théories contradictoires, et, pour ainsi dire, des nombreuses erreurs de l'esprit humain. M. Dégérando dit, avec raison, « que les rationalistes, » malgré le caractère absolu qu'ils affectent, ne de- » meurent jamais rigoureusement conséquens aux prin- » cipes qu'ils adoptent ». Il faut donc combiner leurs moyens.

Si les divers sectaires adoptaient ces réserves, couronnées par l'académie des sciences de Berlin, peut-être ne dirions-nous plus, avec découragement, que nos disputes sont interminables. Quel homme se dévouera assez à l'avancement des sciences, pour

pénétrer dans le dédale , et y tracer des routes ,
praticables. Mourir lentement sous la meditation , pour
éclairer ses semblables, est le sublime de la philantropie.
Helas ! en apprenant, à combiner le rationalisme et
les faits , n'éprouverait-on par le sort de Keppler ?
Ne finirait on pas , par adopter l'opinion de Montes-
quieu, sur le sort des vérités utiles ?

VIII. L'existence des objets , hors de nous, est le
caractère commun de tout ce qui existe : la différence de leurs effets sur nous-mêmes , en suppose
donc une dans leur nature ; c'est donc, dans leur
nature , et non dans nous-même, qu'il faut chercher
la véritable raison de cette différence déduite. Il y
a des verités qui sont dans les objets et non dans
notre entendement : c'est l'oubli de ce principe qui
conduit aux fausses analogies, comme je le prouverai
dans le cours de cet écrit. Ce qui paraîtra tout à
fait étonnant, c'est que les médecins analystes , qui
ont proclamé l'empirisme, en bornant l'expérience
aux sensations actuelles , n'ont commis les plus dangereuses méprises qu'en suivant , à leur insçu, les
procédés d'un idéalisme sans réserve : voici la base de
leur logique , appliquée à l'étude des maladies : *les
symptômes morbifiques qui produisent actuellement sur moi telle sensation , doivent la produire
dans tous les cas* ; prenons cette sensation pour
principe analogique, et servons-nous-en pour déterminer des espèces ou des genres qui impliqueront
l'idée de la nature des maladies : quelle erreur ! le
vice de cette logique repose dans cette supposition

arbitraire : « *tel symptôme annonce toujours telle cause* ». Les mêmes analystes ont invoqué Bacon et Condillac qu'ils n'ont pas entendus ; ils ont invoqué l'expérience qu'ils ont confondue avec l'empirisme.

IX. C'est donc, dans les objets que nous étudions, qu'il faut chercher les vérités, et les objets peuvent nous être connus par leurs attributs : or ces attributs sont absolus ou relatifs : absolus, ils nous affectent immédiatement et n'ont aucune relation de dépendance avec d'autres faits antérieurs ; relatifs, ils sont subordonnés à des circonstances antérieures, et ne peuvent être bien connus sans l'étude des rapports qui les subordonnent. Cette manière d'être des corps est l'expression complète de tous les phénomènes matériels qui nous affectent : en effet, que nous reste-t-il à connaître, dans les objets qui nous entourent, lorsque nous avons aperçu des faits et leurs relations ? Or, cette manière d'être des corps correspond à la manière d'être de notre intelligence : nous avons une affectibilité actuelle, qui est en rapport avec les attributs absolus d'où naissent les sensations immédiates; nous avons une affectibilté par réminiscence qui saisit et retrace les circonstances antérieures des faits; et nous sommes doués de la faculté de réfléchir pour apercevoir les rapports qui lient les attributs immédiats aux faits antérieurs.

X. Or, comme on peut réduire à des faits actuels ou absolus, à des faits dépendans ou relatifs, à des rapports de faits, toutes les propriétes perceptibles des objets que nous étudions, considérés comme moyens de nos connaissances ; on peut de même réduire nos propriétés percevantes à une affectibilité actuelle, mise en jeu par les propriétés absolues, à une affectibilité rétroactive, excitée par les propriétés dépendantes, et à une affectibilité inductive, excitée par l'étude des rapports. On peut donc borner les fonctions rationnelles à la sensation immédiate, et à la sensation inductive. Des médecins m'entendront complètement ; de métaphysiciens, non-médecins, croiront m'entendre, et s'abuseraient peut-être.

Les métaphysiciens me sauront gré, sans doute, d'avoir, dans ce papagraphe, éclairci un problème difficile, dont Kant avait posé la donnée en ces termes : notre manière de connaître se règle-t-elle d'après les objets, ou bien les objets se règlent-ils d'après notre manière de connaître. Les médecins me sauront gré d'avoir ajouté un nouveau développement à l'idée d'Hippocrate sur les signes anamnestiques et commémoratifs ; les bons praticiens observeront que j'ai donné la raison idéologique, du dogme de Barthez, sur la nécessité d'observer les faits suivant l'ordre de leur succession.

XI. Ces principes étant posés, nous en déduisons, comme conséquence applicable à notre problème, que, dans l'étude des corps, nous éprouvons des sensations immédiates, des sensations mémoratives, et des sensations inductives, parce que les corps s'offrent, à notre entendement, dans un état inactif, ou dans un état d'activité et d'action. Les sensations ont un caractère de stabilité dans certains cas ; elles ont, dans d'autres cas, un caractère relatif à la nature des corps qui les produisent. Les premières peuvent servir à la classification des attributs; les secondes peuvent servir à l'étude des faits, en fournissant les premiers matériaux de nos recherches. Je m'explique : les sensations immédiates produites par les attributs absolus de couleur, de forme, de consistance, peuvent nous donner des matériaux suffisans pour classer les corps, en raison de leurs analogies sensibles; mais la classification des corps n'est pas un résultat de leurs fonctions et de leur activité : il faut donc considérer les attributs relatifs, et les sensations mémoratives ou inductives sous un rapport nouveau; c'est-à-dire, qu'il faut combiner les sensations immédiates, avec les sensations inductives, pour pouvoir étudier une fonction unique; il faut donc, à plus forte raison, employer cette combinaison, pour comparer une fonction à une autre, afin de découvrir les analogies des deux fonctions comparables.

XII. Cette combinaison, relative, d'ailleurs, à la nature des corps, constitue la véritable philosophie des recherches : elle peut servir à l'examen des problèmes les plus complexes; puisqu'elle réunit les ressources de l'observation, aux résultats de la raison ; puisqu'elle suppose qu'il y a un empirisme rationnel fondé sur des faits non-immédiats; et un dogmatisme expérimental fondé sur des sensations directes, quoique non-actuelles, et retracées au besoin par l'affectibilité mémorative.

Rousseau écrivant sur le contrat social; Keppler

découvrant les lois astronomiques ; et Kant, traçant les règles qui ont conduit Kerschel à sa brillante découverte; ont souvent remarqué, qu'ils ne savaient pas toujours être clairs, pour ceux dont l'attention était inactive. Je fais cette remarque aux lecteurs inattentifs.

XIII. Observons ici, à l'appui de notre manière de raisonner, que l'idée de l'activité des corps, et les sensations inductives qui en procèdent, se trouvent revêtues, par le fait, d'un caractère spécial : ce caractère consiste en ce que, dans l'étude des fonctions du corps animé, nous portons avec nous-même un point de comparaison, d'où nous pouvons retirer de fertiles données. Il faudrait donc établir deux classes de sensations inductives : les unes externes, ou fondées sur le rapport des effets et des causes ; les autres intuitives, ou observées en nous-mêmes, comme point analogique.

L'idée des fonctions d'un corps, déduites autant de la manière d'être de ces corps, que de nos facultés mentales de percevoir ces fonctions, fait naître l'idée nécessaire de la périodicité de ces fonctions; car un état d'activité, qui serait constamment le même, depuis la première période de la vie jusqu'à la mort, est un accident impossible à la matière soumise aux influences extérieures, et aux modifications produites par la nature propre de ces corps.

Si l'idée de périodicité se lie nécessairement à celle de l'activité des corps; celle des fonctions se lie nécessairement à la périodicité : car on ne conçoit pas des altérations dans l'activité, sans concevoir simul-

tanément un but quelconque de cette altération : ce
but est nécessairement un terme d'efforts : or, une
périodicité a un commencement, une persistance et
un terme : tout ce qui, dans un corps vivant, a un
commencement et une fin, est sans doute une fonction.

Je prévois qu'un jour on raisonnera sur la périodicité,
autrement que moi. Je prends ma prévision actuelle,
dans le méprise des analystes. Si l'on confond un
jour les affections gastriques, avec les lésions nerveuses,
on bouleversera toute la médecine. L'on ne reviendra
à la vérité qu'après de funestes épreuves. Mais une
lutte contre les dogmes d'Hippocrates, ne servira qu'à
ajouter au triomphe du vieillard de Cos.

XIV. Récapitulons les données fournies par le raisonnement. L'objet est important ; il faut en saisir
la justesse. M. Destutt-Tracy a dit, avec beaucoup
de raison, que nos sensations sont le commencement et la fin de toutes nos recherches. L'idée de
l'activité des corps se déduit de celle de leur nature ;
cette idée fait naître celle de la périodicité ; celle de
la périodicité produit celle d'une fonction spéciale ;
celle d'une fonction spéciale doit fournir celle d'un
tout comparable, dans son ensemble et dans ses élémens : cette comparaison produit au dernier terme
les analogies, dont nous devons chercher les avantages.

XV. Cette liaison d'idées me paraît indissoluble.
Quelle est la cause de cette étroite connexion ? Je
crois l'appercevoir dans l'emploi d'une métaphysique
précise, qui porte ses regards, de la nature des objets
étudiés, à celle des forces rationnelles, et à celle des

fonctions intellectuelles. Mais, si je ne puis donner une affirmative, qui serait, peut-être, présomptueuse, je puis néanmoins établir cette règle d'examen ; pour acquérir une idée suffisante et complète d'une fonction d'activité, considérée comme un tout compaiable ; il faut procéder avec lenteur, avec circonspection, et ne laisser aucun intermédiaire sans examen. Je dis, qu'il fant ne laisser aucun intermédiaire sans examen : or, le que j'appelle, élément de fonctions, ce qu'on nomme actes vitaux : les fonctions sont phisiologiques ou pathologiques. C'est Barthez, qui par des distinctions dogmatiques, a établi un système de co-relations qui pourraient appuyer quelques découvertes séduisantes.

Ces principes, appliqués à l'hypothèse des corps vivans, nous conduirons bientôt à la détermination des termes du problème ; car, si une fonction est un tout composé d'un commencement, d'un état et d'un effet ; nous pourrons, par extension, considérer la maladie comme une fonction. Ce sera donc dans cette fonction qu'il faudra chercher les analogies.

XVI. Toute action, toute fonction a un but, toute activité a un terme. Le but de la fonction dépend de nos rapports avec les objets extérieurs ; le terme de l'activité est limité par un effet perceptible : nous conserver ou nous détruire est le but de chaque fonction. L'intervalle placé entre deux fonctions, est un de ces touts dont la collection forme l'exis-tence entière. La maladie est donc une fonction.

XVII. Cette fonction se compose de diverses parties

élémentaires. Elle peut être l'effet de l'influence
réciproque de forces extérieures et des forces organique : d'où il suit que la nature , l'invasion, la durée ,
la terminaison d'une maladie , ne seront jamais
connues , si nous ne fixons les rapports qui unissent
entr'eux les divers élémens de cette maladie. Quels
sont les élémens de cette fonction qui tend à troubler
ou à détruire l'état d'organisation complète. Les
sensations immédiates disent d'abord , que ces élémens se trouvent dans les symptômes morbifiques ,
les sensations mémoratives affirment que les élémens
se trouvent dans des influences antérieures , ou dans
les prédispositions de l'organisme animal ; les sensations inductives affirment que la maladie consiste dans
les rapports qui existent entre l'état actuellement
perceptible des symptômes immédiats , et les états
antérieurs considérés comme causes productrices ou
prédisposantes.

XVIII. La notion de la maladie, ou la connaissance
de l'état maladif , se compose donc de diverses parties
constituantes ; c'est-à-dire, que la détermination d'une
maladie ne peut se déduire que d'une réunion judicieuse des sensations immédiates , et des sensations
inductives , ou de la découverte des rapports qui lient
les uns aux autres. Il devient alors possible de comparer
une maladie à une autre. On ne découvre pas des
rapports , sans avoir comparé. On ne découvre pas
des rapports , sans apercevoir des analogies. Ces analogies peuvent être plus ou moins nombreuses ; ou

peut en déduire plus ou moins de l'examen raisonné des élémens d'une maladie ; il y a , en conséquence , une analogie pathologique générale , formée de la réunion des analogies particulières. Il est certain , qu'on ne peut comparer une maladie à une autre , si l'on ne connaît une des deux : or, cette connaissance résulte , avons-nous dit , de l'exposition des rapports qui lient les symptômes aux causes ; cette idée de Zimmermann est aussi utile que profonde ; mais avant Zimmermann , deux anciens avaient eu cette heureuse idée, qu'ils avaient implicitement renfermée , dans un dogme.

XIX Puisque la maladie résulte d'une action et d'une réaction constatée , entre l'organisme et les agens externes ; il faut reconnaître que cette fonc-tion est l'effet simultané de plus d'une cause ; car, dans le concours simultané de plusieurs influences plus ou moins opposées, l'esprit découvre, à coup sûr , plusieurs causes de fonctions. A l'occasion de cette dernière , observons , d'abord, que les causes étant en concours d'action et d'influence , une même cause ne produira pas constamment le même effet : observons encore que des symptômes dissemblables pourront cependant être l'effet d'une même cause générale , suivant le mode d'influence que les causes organiques exerceront sur les causes externes. Dans l'ensemble de la maladie , on découvre deux élémens bien distincts : des phénomènes suscités et immédia-tement sensibles, et des causes productrices ; mais il ne faudrait pas imaginer que les dogmes de la causalité puissent être tirés d'un autre source que celle de l'expérience : cette idée explique comment l'érudiction donne aux savans médecins une supériorité sur les autres : ils savent interroger la nature ; ils savent plus encore, ils savent interpréter ses réponses : plus habitués à parcourir le domaine de la véritable expérience ; ils en connaissent les véritables fruits.

XX. Qu'est-ce donc que l'analogie médicale, ou mieux encore, en quoi consiste l'analogie des maladies individuelles ou générales ? Elle consiste dans les rapports qui existent d'abord entre les parties constituantes d'une seule maladie, et ensuite entre une maladie connue, et une maladie à connaître. Comment découvrir ces rapports ? Je pense que c'est en analysant avec lenteur et circonspection, les divers élémens d'une maladie, étudiée analytiquement, d'après les préceptes du père de la médecine, si bien expliqués par Fouquet dans son discours sur la clinique, et en comparant le résultat de cette opération avec des faits connus. Quel sera le fruit de cette analyse ? Je suis porté à croire que le fruit d'une bonne analyse constatera, 1.º, les erreurs des analyses superficielles, imparfaites et dangereuses des symptômes, considérées d'une manière absolue ; 2.º, les vices des analogies déduites des rapports des ressemblances ; 3.º, l'utilité des rapports des effets à la cause, ou de la cause aux effets. Or, ces élémens étant connus, l'analyse est faite : il nous reste donc à chercher les analogies.

J'établis ce principe, que, pour trouver des ana-

logies dans une seule maladie, où entre une maladie
inconnue et une maladie donnée, il faut absolument
combiner les sensations immédiates, fournies par
les symptômes, avec les sensations moratives, fournies par des faits antérieurs, et les sensations inductives suscitées par les rapports aperçus entre les
symptômes et les causes externes ou internes qui
les produisent. Ce principe seul doit nous conduire
au but sans écueils et sans erreurs. Il suffit, toutefois, d'en bien entrevoir l'importance, et d'en bien
faire les applications. Une afirmative, commune à
ces trois sortes de sensations, est une analogie qu'il
est impossible de nier dans l'explication d'un fait.

Après avoir déduit l'analyse d'une série de notions,
où les auteurs ne l'avaient point aperçue, il importe de ramener l'attention vers les propositions
antérieures. Les idées sont enchaînées avec une certaine force, et une certaine dépendance. On raison-
nerait mal, si on laissait quelques chaînes idéologiques, sans examen.

XXI. Des hommes, célèbres par leurs titres et
par leur renommée, ont fondé la sciences des
analogies sur d'autres principes que les miens. Quel
sera le *criterium* philosophique, qui proclamera la
vérité de l'une de nos doctrines? Je prie mes juges
de conserver l'amour de la vérité qui a dicté leurs
questions sur l'analyse et sur l'analogie, et je suis sûr
que leur réponse sera prompte et facile. Je n'imagine
pas que mes développemens puissent satisfaire complètement aux vues profondes qui les ont dirigés;

mais je puis dire, sans présomption, qu'après de longues et sérieuses pensées, j'ai cru entrevoir l'esprit véritable de leur problème. En insinuant que j'ai écrit après avoir long-temps médité, n'est-ce pas réclamer l'attention, et récuser des jugemens prématurés ?

XXII. En posant le principe du paragraphe XX, j'ai conformé le précepte au rapprochement théorique du paragraphe IX. Il résulte de ce concours, que je ne cherche pas, exclusivement, l'analogie dans les effets de mon entendement ; mais, dans la nature du corps étudié et de la fonction qu'il exerce : autant que dans l'existence des rapports, qui lient mes facultés rationnelles aux attributs des objets extérieurs. L'empirisme, l'idéalisme, et le rationalisme doivent conséquemment concourir à la solution du problème ; il faut, en effet, que les sens, l'expérience et la raison fournissent leur données, pour qu'on puisse raisonner avec avantage.

XXIII. Mais, quand j'invoque le rationalisme, ce n'est pas qu'appliquant à la science de l'homme, les idées absolues et abstraite de causalité, adoptées par Descartes, consacrées par Mallebranche, et défendues, dans les diverses nation, par Lisptorp, Roell, Peterman et Regis, je suppose des idées intimes et synthétiques, d'où l'on, puisse, à priori, déduire l'explication des faits. Je définis le raisonnement comme l'on fait Destutt-Tracy, Garat, et tant d'autres bons philosophes, et je le considère comme l'expression généralisée des fonctions sensitives, actu-

elles ou passées: les maximes même de Clarke, et
de Berkeley, appliquée aux question de faits, n'ont
pas de rapport avec le rationalisme que j'adopte.

XXIV. Le corps de l'homme est un composé de
diverses parties actives et agissantes, dont chacune a
des forces propres et concourantes. La réunson de
ces forces particulières constitue ce que le célèbre
Barthez a appelé système des forces, dans un livre
dont les faits sont d'un grand poids, quoiqu'ils soient
expliqués par une hypothèse plus spécieuse qu'utile :
l'étude et l'aperçu de ce système entier de forces,
ont fait naître l'idée d'économie animale; et c'est,
peut-être, par imitation, que Muratorius, Rousseau
et Condorcet ont imaginé une économie politique,
dont les divers ressorts secondaires rappellent assez
les forces de la machine humaine.

Le système des forces animales est régi par de
tels principes, qu'une excitation, ou une activité simultanée de plusieurs systèmes particuliers, ne peut co-
exister, sans que l'esprit ne puisse découvrir le point
de départ de l'activité actuelle, dont on peut quelquefois apercevoir le but : telles sont encore les lois
qui dirigent ce système entier, que l'activité physiologique ou pathologique de quelque système particulier, peut être déterminée par les causes externes
les moins analogues, et modifiée par des causes
organiques plus ou moins individuelles. On ne doit
pas donner des faits en preuve de ces principes,
quand on doit être jugé par de savans médecins.

XXV. Or, les symptômes, propres à la lésion de

tel syssème particulier, ne sont pas rigoureusement, l'expression d'une cause unique : or, dans la succession d'une série de lésions partielles et apparentes, il faut voir le point de départ de la première affection : il résulte donc bien clairement, de ces principes, que les sensations immédiates, fournies actuellement par les symptômes prédominans, peuvent être isolées ou sans liaison avec la nature de la maladie, ne point afférer d'une manière constante à la cause de la maladie; et qu'elles ne peuvent conséquemment fournir aucun point de comparaison, à la découverte de l'analogie. Il resulte encore que, si, après avoir fixé expérimentalement la manière spéciale d'agir de telle ou de telle cause, en raison des dispositions individuelles, je puis combiner les sensations immédiates avec les sensations mémoratives; et, si je puis atteindre, par ce concours, à la sensation inductive du rapport qui existe entre tel symptôme actuel, et telle cause supposée; j'aurai saisi le principe analogique propre à déterminer la nature d'une maladie.

XXVI. J'ai répondu à la première partie du problème : l'analogie immédiate dans les symptômes absolus n'est d'aucune utilité: l'analogie inductive, tirée du rapport du symptôme avec la cause est d'une utilité irrécusable, pour la détermination d'une maladie. Que cette maladie soit nouvelle ou inconnue, que cette maladie soit un cas douteux, ces circonstances, ne démentent pas ma solution; car, les divers systèmes des forces de l'économie étant comme connus, les symptômes, particuliers à chacun, étant fixés; une maladie nouvelle ou un cas douteux ne dénatureront pas la nature des symptômes , quand on saura quels sont ceux qui résultent de telle cause spéciale , dans l'examen des faits particuliers ou généraux.

XXVII. La première partie du problème étant résolue ; la seconde et la troisième le sont également ; car , après avoir prouvé que les sensations inductives par lesquelles nous percevons le rapport des causes aux symptômes , fournissent une détermination suffisante ; il est également prouvé que , lorsque nous cesserons d'apercevoir ces rapports , nous devrons commencer de nouvelles recherches, jusqu'au point où nous découvrirons quelques nouvelles causes ; mais il est également prouvé que les règles , où nous nous tiendrons pour découvrir ces rapports , consistent à ne jamais abandonner le fil de nos recherches , et à combiner les sensations immédiates avec les sensations mémoratives et les sensations inductives , jusqu'à ce que nous ayons fixé la valeur étiologique ou rationnelle des faits qui nous frappent immédiatement.

XXVIII. Ces développemens expliquent comment les méthodes empiriques peuvent devenir promptement désastreuses ; comment les méthodes analytiques peuvent ne pas se rapporter aux causes productrices des maladies ; et comment , enfin , les méthodes rationnelles peuvent , dans la plus grande partie des cas, rendre à l'art de connaître et de guérir les maladies , les secours les plus positifs. J'entends par méthode rationnelle les procédés par lesquels on découvre les indications , après avoir confirmé les résultats de l'analyse par les produits de la synthèse , suivant l'usage de Zimmermann.

XXIX. J'ai disposé l'attention de mes juges à la solution ou à la définition du problème : montrant presque les progrès de la philosophie , de la raison et de la médecine, j'ai, pour ainsi dire , affirmé que la question, qui nous occupe, est, à la philosophie médicale, ce que le célèbre problème de Kant est à la philosophie morale : l'un et l'autre ont pour but, *la vérité dégagée d'incertitude et de sophismes*. En effet, la société de médecine de Montpellier, pensant, avec M. Dégérando, que l'enthousiasme n'a qu'un règne passager , et que la vérité gagne en force ce que l'illusion perd en éclat; cette société, dis-je , froidement attachée à la recherche de la vérité, que tant d'érudits croient avoir trouvée, propose une question fondamentale, qui exigera , pour ses développemens , une combinaison bien faite de la métaphisique et de l'expérience médicale , ou un concours de sensations immédiates et des sensations inductives : le philosophe de Konigsberg, peu satisfait des maximes fournies par l'idéalisme absolu, doutant pourtant des principes déduits exclusivement de l'empirisme , exige que , pour la découverte des vérités premières , on concilie les données fournies par la nature de notre entendement, avec ce qui résulte des attributs des objets soumis à nos méditations. La société de Montpellier veut qu'on assigne le rapport des effets et des causes avec l'action qui conserve ou qui détruit l'organisme, dans des circonstances plus ou moins générales ; le philosophe Kant établit sa méthode transcendante sur l'existence des rapports intimes que l'esprit peut découvrir entre les facultés mentales et la nature générale ; ou entre ce que l'on appelle en philosophie scolastique l'existence et les identités ; ou mieux encore entre notre entendement, et la nature des objets extérieurs.

XXX. Si la question se bornait à des règles abstraites et sans applications, à des principes philosophiques et sans détails probatoires, le problème serait presque défini, et la solution serait complète : mais, si , d'après les principes d'une véritable logique , on peut considérer toutes les explications générales comme l'expression ou comme la représentation abrégée des faits les plus évidens et les plus positifs ; d'après les mêmes principes , il faut mettre les maximes générales à l'abri d'une juste critique , en considérant ultérieurement les faits comme élémens d'une théorie confirmée.

Je pourrais donc envoyer cette partie seule au concours : mais après avoir indiqué , dans l'origine de nos idées , la solution du plus grand problème ; il faut que j'essaye de confirmer l'origine de nos idées , par la réalité de nos connaissances. Cette méthode est d'ailleurs nécessaire : les lecteurs n'ont pas , tous , un même goût et une capacité commune : les uns ont besoin de faits pour former les théories générales , et pour traduire en principes les résultats des observations détaillées ; les autres , familiers avec ces observations , et exercés dans l'art difficile de les combiner , et d'en reconnaître la vérité dans les expressions même les plus complexes , s'épargnent l'étude des détails, et calculent l'exactitude des maximes abstraites : dans cette occurrence ; je réunis les explications particulières aux règles générales, afin de rendre mes opinions accessibles aux uns et aux autres.

Dans cette première partie, j'ai établi, mon mode de raisonnement, pour appliquer ensuite cette méthode aux faits. Ma solution, est donc abstraite, et ne se rapporte d'ailleurs, qu'au problème de la société de montpellier. La seconde partie , est non-seulement l'application de la méthode aux faits ou la confirmation des faits par la méthode : elle est un traité particulier de l'analogie, applicable à l'étude des maladies épidémiques, ou des traitement applicables aux cas douteux.

SECONDE PARTIE

XXXI. Les applications des recherches sur l'analogie eussent été trop générales , et conséquemment trop difficiles à faire , si la Société de médecine-pratique n'avait paru restreindre l'objet de ces applications aux épidémies , qui sont des maladies souvent inconnues, et fort comparables aux cas douteux ; mais, pour découvrir les analogies qui existent dans les maladies populaires comparées entre elles , il est conforme aux règles des bonnes observations , de rechercher les analogies des maladies ordinaires. Pendant une époque épidémique , toutes les formes morbides se présentent à l'observateur : les phénomènes se succè-

dent avec tant de rapidité ; ils coïncident quelquefois avec tant de tumulte et tant de trouble , qu'il
est difficile de bien saisir les analogies d'une maladie
comparée à une autre : si , au préalable , l'esprit du
praticien n'a discuté , avec profondeur , la valeur des
divers élémens observés dans les maladies ordinaires.
Au reste , une maladie épidémique n'est et ne peut
être composée que des élémens des maladies sporadiques ; car la maladie résulte constamment d'une
altération produite par des causes extérieures , et
modifiées par des causes prédisposantes ou individuelles. Nous sommes donc autorisés à chercher
l'objet de nos spéculations , soit dans les maladies
particulières , soit dans les maladies populaires.

Toutes les monographies épidémiques, nous fourniraient des analogies : nous choisissons, pourtant avec
motif , celles qui ont été observées à Turin par
Guidetti, à Lausanne par Tissot, à Paris par Baillou,
à Vienne par Stoll, et à Teklembourg par Finke.
Or , ces épidémies , qui d'abord n'ont pas été bien
déterminées avaient de nombreux rapports, non, celles
qui ont affligé la france méridionale , depuis quinze
ans. La société de médecine , qui avait proposé des
questions sur les épidémies , a proposé, par l'analogie ,
une question complémentaire. C'est donc avec motif ,
que je n'ai point cherché des analogies , dans les épidémies de Sydenham qui obtenait des succès constans
des antiflogistiques , qui ont été souvent peu indiqués
dans les épidémies précitées.

XXXII. L'analogie , en général , considérée d'après

mes principes philosophiques, réside autant dans les
faits que dans nos conceptions et dans nos discours ;
dans les faits, elle est l'existence des rapports qui
unissent les élémens d'un fait, et qui lui donnent un
caractère déterminé ; dans nos conceptions, elle est
la certitude intuitive de la découverte de ces rapports ;
dans nos discours, elle est l'imitation de ces rapports,
exprimés, dans une série de faits inductifs, et pré-
sentés dans l'ordre de leur succession et de leur
dépendance. Considérée dans la médecine-pratique,
l'analogie des maladies consiste dans l'existence des
rapports qui unissent les symptômes aux autres élémens
de la maladie : elle se déduit de rapprochemens faits
entre les symptômes actuels, la période de l'invasion,
la succession des formes morbifiques, les influences
des causes matérielles sur les causes organiques, l'aperçu
des forces radicales et des forces agissantes, le résultat
des moyens curatifs naturels ou artificiels; tels sont,
je crois, les élémens de maladies, parmi lesquels l'observateur doit chercher la déduction d'une cause matérielle, propre à déterminer une maladie, à fournir
la méthode curative, à fixer des règles générales ou
particulières d'application. En appliquant encore ici
mes principes de la première partie, on voit que la
détermination d'une maladie se déduit des sensations
immédiates, des sensations mémoratives et des sensations inductives.

XXXIII. Une maladie est donc un tout, puisqu'on
peut en assigner les élémens ; elle a un but, puisqu'on peut en calculer les résultats ; elle est donc

un tout, placé dans les limites de l'invasion et de la terminaison; mais il n'est pas bien facile de définir une maladie : nous pouvons dire toutefois qu'elle est une fonction exprimée par des phénomènes irréguliers, produits par des causes subordonnées, dans leur succession, au mécanisme individuel, et aux effets des moyens curatifs naturels ou artificiels. Cette sorte de description me paraît renfermer ce qu'on trouve d'utile dans les définitions des empiriques, qui ne forment des notions que d'après les symptômes ; dans celles des étiologistes qui ne déterminent que d'après les causes matérielles; dans celles des disciples de Gaubius et de Nietzki, qui définissent les maladies d'après les prédispositions organiques. Partant de ces définitions, on peut réduire les élémens de la maladie aux symptômes, aux causes prédisposantes, (parmi lesquelles il faut compter l'état des forces radicales et des forces agissantes), aux causes matérielles et aux circonstances de résultats. Tâchons de confirmer cet enchaînement de principes.

XXXIV. Dans une maladie, on aperçoit d'abord des symptômes qui indiquent que la maladie revêt la forme nerveuse, gastrique, circulatoire, etc., etc. Ces formes sont déterminées elles-mêmes par des circonstances individuelles propres à l'homme malade; mais l'esprit cherche d'abord pourquoi tel individu offre plutôt une forme qu'une autre; nous cherchons cette raison dans les relations d'affinité ou d'influence qui existent entre les formes aperçues sur tel organe et telle cause matérielle. Cet aperçu se confirme ou se

dément par les résultats des forces médicatrices naturelles ou artificielles. Ces développemens pourraient
servir de texte à cette seconde partie. Notons ici
que la connaissance des phénomènes morbifiques ,
résulte de notre sensibilité actuelle ; que la mémoire
nous fournit les notions des circonstances individuelles ; et que l'induction nous mène à l'appréciation des causes productrices.

XXXV. Or, puisque l'analogie en médecine consiste dans les rapports de deux maladies; il s'ensuit
que la comparaison et les analogies doivent reposer
sur le rapprochement des principes élémentaires et
circonstanciels de ces maladies comparées : car, en
bonne dialectique, on ne peut comparer deux objets
complexes, sans avoir préalablement comparé les divers
élémens de ces objets. Or, dans l'hypothèse actuelle , je
dois assigner les divers rapports qui existent entre les
divers élémens d'une maladie. Je dois comparer une classe
d'élémens observés dans une maladie connue, à une
classe d'élémens observés dans une maladie à connaître:
nous verrons si leur similitude peut fournir des analogies
utiles, d'où l'on puisse inférer une nature commune, et une
méthode curative identique; ou bien de quelle manière il
faut dicerner l'analogie naturelle de deux maladies offertes
à l'exploration, sous des phénomènes non-analogues. Pro-
cedons à l'examen et à la classification de symptômes.

XXXVI. Les divers symptômes pathologiques pourraient être classés d'après certaines règles : celles-ci
pourraient se déduire des appareils organiques ou
systèmes particuliers, des fonctions ; dont on aperçoit

les lésions particulières pendant les diathèses morbifiques ; et , de l'étude des maladies générales , sans désignatiou de lésion spéciale ou fixe , dans lesquelles on peut observer certaines séries de symptômes qui se succèdent ou se contrebalancent. J'entends , par diathèse générale , un état morbifique de l'économie , duquel on ne peut à *priori* démontrer la cause matérielle ; quoiqu'on puisse , sous la prédominance de cette diathèse , observer des formes maladives , multiples et successives. J'ai dit diathèse générale , car si la diathèse particulière était connue , nos recherches actuelles seraient superflues et déplacées : quelle nécessité , en effet , de chercher , par des analogies , la détermination d'une maladie que l'on saurait à *priori* être l'effet d'une diathèse vermineuse laiteuse , virulente ? etc. , etc. J'assimile , ici , l'idée des diathèses avec celles des causes : et ma détermination pourrait être contestée , qu'elle n'en serait pas moins exacte , puisque je fixe l'acception actuelle du mot.

XXXVII. Nous pouvons réduire , à quatre chefs , les symptômes dont il s'agit , en prenant ces symptomes dans les auteurs qui se sont occupés plus particulièrement de certaines affections de systèmes particuliers , ou de l'action de quelques causes particulières. Boërhaave , Stoll , Tissot , Charles Le Pois et Baillou , nous fourniront des matériaux suffisans pour réduire à quatre classes les phénomènes pathologiques : phénomènes gastriques , circulatoires , respiratoires ou nerveux ; chacune de ces classes , peuvant ensuite fournir des symptômes dépendans , suffiraient à

notre objet actuel , puisqu'ils embrasseraient l'ensemble des signes des maladies générales. La réunion
d'une certaine quantité de signes qu'on pourrait
considérer comme indicateurs d'une lésion nerveuse,
respiratoire, circulatoire ou gastrique, constitue souvent une forme de maladie : mais les formes acciden-
telles n'indiquent pas la nature de la maladie , et
ne peuvent conséquemment fournir des points de
rapprochemens aux déterminations d'une maladie.

XXXVIII. Les phénomènes sont en physiologie,
dans une telle dépendance , que l'étude de leur
succession donne une idée complète du mécanisme
et de l'enchaînement des effets de la vie : cette
succession en a imposé à quelques grands hommes,
au point que Barthez a prétendu, dans sa physiologie,
que les causes des phénomènes se trouvent dans
l'ordre de leur succession , puisque les uns contiennent la raison des autres ; Berthollet a eu la même
pensée ; il l'a insinuée dans plusieurs endroits de sa
statique chimique ; mais il l'a bien expliquée dans
son introduction à la chimie complète de l'anglois
Thomson. Je crois que les faits se succèdent d'après
certaines lois ; mais je pense, contradictoirement avec
ces deux excellens philosophes , que les faits antérieurs ne sont pas la cause de ceux qui leur succèdent ; puisque l'enchaînement de ces faits peut
commencer par tel ou tel point de la chaine de
ces mêmes faits : je ne détruis pas , toutefois , cet
ordre de liaison. En effet , il faut par exemple que
l'absorption fournisse à la circulation des matériaux

de transports ; il faut que la circulation porte et présente ces matériaux aux organes respiratoires ou oxydateurs ; il faut que l'appareil respiratoire oxyde ces matériaux , et qu'ils soient portés , avec cette dernière condition , à l'organe cérébral , pour que l'appareil encéphalique, ayant reçu une excitation indispensable, puisse vivre lui-même , reproduire , par son influence importante , l'enchaînement que je viens d'exposer ; et favoriser d'ailleurs les fonctions excrétoires ou sécrétoires , sans lesquelles la vie ne pourrait se maintenir.

XXXIX. Je vois dans ce tableau, un ordre de succession bien établi ; mais l'altération de cet ordre pouvant se faire dans l'estomac par la présence de quelques causes matérielles ; dans le cœur par une syncope ; dans les poumons par l'asphyxie ; dans le cerveau par l'apoplexie ; je ne puis pas imaginer que ces faits successifs soient la cause les uns des autres.

XL. Ainsi tout est physique et matériel dans l'ordre des actes de la vie ; tout est contact , jusqu'au moment où l'action nerveuse parait se déployer : mais cette action même , qui , aux yeux des vitalistes, borne le domaine de la physique ordinaire , est elle-même un fait appartenant à cette physique qu'on feint de ne point retrouver dans les effets de l'organisme animal. Pour prouver cette opinion , il me suffirait d'employer , ici, la méthode de raisonner de Didérot , en poussant le fait jusqu'à un principe favorable à l'opinion qu'on veut infirmer. Si l'on est forcé de convenir que l'action nerveuse n'aurait pas

lieu . sans l'action chimique du poumon , qui prépare
au cerveau un sang oxydé , un excitant physique ,
pourquoi l'effet ne serait-il pas de la nature de la
cause ? Car l'excitement matériel est , ici , une cause
manifeste : au reste , une même cause ne peut-elle
pas produire des effets dissemblables en apparence ? Et
n'est-ce pas à l'oubli de cet axiome de physique générale,
qu'il faut rapporter l'erreur de ceux qui ont trans-
formé , en maladies essentielles , des formes morbifiques illusoires ? Ce n'est pas , que raisonnant contre
Barthez , il faille admettre rigoureusement , les dogmes
zoonomico-chimique de Cuvier , Darwin et Baumes : je
cite des faits , et ne raisonne point contre des doctrines.

XLI. L'ordre de l'enchainement que je viens de
signaler , se répète dans l'état morbide , comme on
l'a observé dans l'état physiologique : je dis plus , la
maladie n'est et ne peut être qu'un enchaînement
de phénomènes altérés dans leurs apparences ordinaires
et habituelles. Or , si l'estomac est affecté, l'absorption
étant imparfaite et devenant vicieuse par sa quantité
ou par sa qualité, la circulation se trouve nécessairement lésée ; alors la respiration se fera avec plus
ou moins d'imperfection , et par suite de toutes ces
irrégularités , le cerveau ne recevant pas l'excitation
nécesaire aux influences qu'il doit exercer, toutes les
fonctions seront dans le desordre ; et l'on verra se
renouveler un nouvel enchaînement , une nouvelle
série de symptômes ou de signes morbifiques. Si l'on
avait adopté , le mode analytique dans l'etude de
plusieurs épidémies , on eut évité bien des méprises

ou des contre-épreuves par ce qu'on eut fixé avec plus de précision, ou le siège primitif d'une maladie ou les rapports des phénomènes directs avec les phénomènes sympathiques.

XLII. Les faits qui expriment les lois suivant lesquelles notre être persiste dans son existence organique, quand la succession est régulière, anoncent une atteinte à cette persistance, quand la succession est pathologique. Mais, dans l'un et dans l'autre cas, ces faits sont soumis aux divers modes de nos propriétés vitales ; c'est-à-dire, qu'une lésion sera toujours, en dernière analyse, le résultat d'une altération dans les propriétés vitales de l'un des organes majeurs, auxquels semblent départies les fonctions dont nous avons indiqué la succession et le développement physiologique et pathologique. J'ai dit *une altération dans les propriétés vitales ;* et cette opinion semble demander des explications : car on pourrait supposer que je suis attaché aux maximes d'un solidisme, auquel ma raison ne peut donner, dans bien des cas, l'assentiment général que lui accordent des hommes qui ne sont pas sans instruction.

Or, les doctrines thérapeutiques ou de matière médicale, fondées sur les propriétés vitales sont aussi séduisantes que celle qu'on pourra faire un jour sur le siège des maladies considérés comme lésions des propriétés vitales ; je dis qu'elles sont ou qu'elles seront séduisantes : car lorsqu'on agit sur la sensibilité ou sur la contractilité, organique, d'une surface, avec l'intention de dériver l'altération de la sensibilité ou de

la contractilité animale d'une autre surface , on n'agit
point d'après une analogie précise.

XLIII. Je considère les propriétés vitales départies
à quelques organes , et même à plusieurs appareils ,
comme un effet organique de la composition de toutes
les parties agissantes. Le solide animé a plusieurs
formes complexes , je l'avoue ; mais sa composition
est homogène et identique dans toutes les parties du
système animal : tandis que la composition des humeurs ou des fluides de cette même économie est
multiple et variée. Or , les propriétés de la vie sont
multiples : or , encore, les humeurs sont le point de
départ de l'état organique ; d'où je conclus que les
diverses propriétés de la vie , observées dans les
organes , ont leur raison suffisante, dans la nature
propre des divers fluides animés , autant que dans
les textures organiques. Cette manière de considérer
les propriétés vitales , me fournit les formules suivantes : les fluides vivans sont à l'économie totale ,
comme cinq-sixièmes de vie sont à un sixième de vie :
les fluides ont , originairement , fourni aux solides
les rudimens de leurs propriétés vitales , puisque les
propriétés ne peuvent se déduire absolument de
l'arrangement et de la texture des parties : les solides
sont donc le résultat passif de la vie. D'où je conclus
que cette fonction doit être , d'abord dans les fluides
dont les divers états vitaux se réduisent aux attributs
de contact , de composition, de dégénérescence, d'altération et des soustractions de principes. On peut
attaquer ces conséquences par l'autorité des expressions

inexactes ou des explications vieillies ; mais, je doute beaucoup qu'on pût les attaquer par des faits concluans, ou par des raisonnemens sans réplique. Elles reposent sur les faits ; 1.º, que le solide vivant est partout identique et homogène ; 2.º que les faits son différens, ainsi que les propriétés. Au reste, ces résultats n'altèrent ni la doctrine de ce mémoire, ni la nature de conclusions que je dois former.

XLIV. Mais, ces phénomènes et ces lois, ou ces dispositions organiques, par l'intermédiaire desquels les symptômes morbifiques affectent nos sens, n'auraient point lieu et se soustrairaient, conséquemment, à nos examens ; si des causes matérielles ne favorisaient le développement de ces faits. Cette nécessité de concours me paraît donner un nouveau poids à l'opinion de Pitcairn, qui a affirmé que, pour connaître les causes ou le principe d'une maladie, il faut connaître également les forces qui les régissent. Elle me paraît encore attaquer l'opinion de Valésius, qui a prétendu que l'essence d'une maladie est dans la prédisposition du corps. Pour concilier les opinions diverses des étiologistes, peut-être, faudrait-il renouveler ici mes principes métaphysiques : considérant alors la prédisposition organique aux maladies, comme une faculté ; la maladie serait le résultat ou la fonction, et les causes matérielles seraient les moyens.

Si l'on aplique ces données à la détermination des épidémies on trouvera peut-être ou la raison de quelques méprises, ou le motif de plusieurs perfectionnemens, dans la dialectique médicale.

XLV. Puisque la vie est le résultat combiné des influences extérieures sur l'organisation ; et de la réaction vitale sur les mêmes influences ; il s'ensuit rigoureusement que tous les faits vitaux sont la conséquence de l'organisme , et de notre dépendance envers les objets excitateurs. Or , la maladie est une fonction : d'où j'infère que les causes morbifiques sont autant en nous-mêmes , que hors de nous. On voit bien clairement que les causes sont des objets physiques , et non des abstractions ou des principes occultes. La véritable métaphysique cherche ces causes sensibles , et néglige les abstractions et les chimères. Considérées en nous-mêmes , elles s'identifient avec notre manière d'être individuelle : dès-lors, l'âge, le sexe , le tempérament physique ou moral , et les idiosyncrasies seront des causes propres de maladies. Considérées hors de nous , elles ne peuvent se trouver que dans les objets naturels, qui ont un rapport direct avec les phénomènes gastriques , circulatoires , respiratoires et nerveux , dont il a été question. Dans ce dernier cas , l'époque annuelle ou diurne , la position topographique, tous les objets d'usage , et la profession seront autant de causes extérieures , matérielles ou communes. Une maladie ne peut donc reconnaître d'autres causes que celles qui sont individuelles ou générales , propres ou communes. Il ne faut pourtant pas considérer les causes d'une manière trop absolue; car les localités topographiques , qui renferment souvent des causes matérielles qui affectent certains étrangers, n'affectent pas de la même manière, quelques habitans familiarisés avec ces causes : de même encore, les causes prédisposantes sont modifiées par quelques circonstances relatives. On trouve des preuves frappantes de la première observation, dans les voyages de Laporte et de Prévots ; les principes de la saine physiologie appuyent la seconde.

Cette manière d'envisager ou d'expliquer les faits indique non-seulement comment certains étrangers à un climat infecté, échappent à la contagion épidémique, elle explique également, comment on peut étudier la maladie chez les étrangers qui cèdent à la contagion si l'on fait un jour, l'histoire comparée des épidémies, on trouvera quelques argumens utiles dans les raisonnemens que je fais.

XLVI. Cette manière de considérer les causes ne borne pas les avantages à concilier la doctrine d'un vitalisme réservé avec celle d'une série d'influences externes. Elle a, d'ailleurs, un rapport sensible avec l'esprit du problème : car, dans la recherche des déterminations et des analogies, il faut, tour-à-tour, promener les regards de l'esprit, de ce qui est propre à l'économie, vers ce qui ne lui est qu'afférant ou circonstantiel. Elle nous conduit également à l'examen des phénomènes ultérieurs ou consécutifs. L'ordre de succession des diverses phases de la maladie est, quelquefois, l'effet des forces propres aux affections morbides ; elle est quelquefois l'effet prévu et souhaité de nos secours médicinaux. Il est important de noter cette succession, comme un des élémens majeurs de l'état maladif. En effet, cette remarque peut éclairer la théorie et fournir à la pratique des analogies aussi nombreuses que certaines. Elle éclaire la théorie ; 1.º en prouvant l'insuffisance des forces médicatrices, dans la curation spontanée d'une maladie confirmée, dont ces forces n'ont pu retarder le développement ; 2.º en suscitant l'idée d'une salutaire activité. Elle fournit des analogies, en ce que l'effet commun d'une seule méthode sur les maladies peu analogues par les symptômes, est le point de départ le plus assuré, pour la détermination de la nature identique de deux maladies comparées. En philosophie médicale, on ne peut nier l'exactitude des principes, ou l'imperfection des préceptes, quand les résultats naturels ou factices des traitemens, les démentent ou les confirment.

Il n'est point à ma connaissance qu'on ait envisagé sous ce rapport les idées d'Hippocrates sur la question de déterminer une maladie *juvantibus aut lædentibus* j'ignore, même si l'on a donné à la pensée de ce grand homme, la modification que je viens d'exprimer.

XLVII. Tels sont les élémens qui, par leur réunion, composent les faits ou la fonction pathologique : ces élémens sont les seuls qu'une analyse d'action peut y découvrir ; il n'y en a effectivement point d'autres, puisqu'ils comprennent, dans leur ensemble, les circonstances constitutives de temps, de lieu, d'objet et de résultat.

XLVIII. Lions étroitement ces détails aux principes; recherchons les relations qui unissent entre eux les divers élémens des maladies; examinons quels rapports existent entre les phénomènes morbifiques, les causes prédisposantes qui permettent le développement de ces phénomènes, les causes matérielles qui les produisent, et les effets naturels ou artificiels qui les accompagnent.

Si nos rerherches sont exactes, nous aurons repandu un jour nouveau sur le système d'études de la pratique en général et des épidémies en particulier.

XLIX. Les phénomènes gastriques, circulatoires, respiratoires ou nerveux sont d'autant moins graves et dangereux, que les propriétés vitales de l'estomac, du cœur, du poumon, du cerveau sont plus ou moins excitables ou affectibles. Cette expression d'un fait universellement reconnu me dispense de soutenir la formule générale par des faits particuliers. La rapidité plus ou moins grande, observée dans la succession des phénomènes morbifiques, résulte autant des propriétés vitales suscitées directement par l'influx actuel d'une cause matérielle, que de l'habitude d'un enchaînement rapide dans l'état sain. Elle peut être également influencée par un vice de proportion entre les forces agissantes et les forces virtuelles de nos systèmes organiques. Cette conjecture, identifiant les phénomènes pathologiques avec les phénomènes physiologiques, favorise l'idée de la vie considérée comme une grande fonction; et satisfait beaucoup mieux l'esprit qu'une série indéfinie de sympathies, sous lesquelles la raison humaine déguise souvent son imperfection ou la pénurie de ses ressources.

L. Les phénomènes morbifiques et les prédispositions sont en rapport réciproque. L'âge et le sexe

disposent à des maladies particulières; le tempérament
et les idiosyncrasies impriment un caractère spécial
sur nos affections individuelles. Plus le tempérament
sera vigoureux et robuste, suivant sa détermination
particulière; plus les phénomènes, propres à certaines
maladies, seront fortement prononcés : moins le tempérament sera énergique et prononcé, moins les maladies relatives seront aggravées par lui. Les phénomènes
sont donc en rapport avec les causes individuelles; je
m'explique : un tempérament pituiteux coïncidant avec
une constitution météorologique humide et débilitante,
concourra à produire une maladie individuelle, à
laquelle résistera un tempérament nerveux et énergique;
par la même raison, une constitution météorologique
fortifiante et énergique produira une affection phlogistique ou bilioso - inflammatoire sur des individus
robustes ; tandis qu'elle n'affectera point un individu
valétudinaire ou délicat. On peut sous-multiplier ces
rapports à l'infini, en calculant les rapports inverses
des tempéramens et des causes matérielles : c'est-à-dire,
que plus les dispositions individuelles atoniques seront
prononcées, moins les causes toniques produiront
d'affections inflammatoires ou par excès d'énergie vitale; moins les dispositions atoniques seront prononcées, plus les maladies sthéniques se développeront.
Dans le cours de cet écrit, je donnerai une explication
précise des idées de Barthez sur le rapport des forces
radicales avec les forces agissantes.

LI. Les modifications que les causes individuelles
impriment sur les causes matérielles, sont confirmées,

d'ailleurs, par de bons observateurs : et je suis satisfait
de trouver, dans des auteurs d'un vrai mérite, des
preuves de faits, en faveur d'une théorie de rapports
que je crois m'appartenir. J'ai lu dans les mémoires de
M. de Villars, que les effluves marécageux produisent,
dans le nord, le goître, le crétinage et le scorbut ; tandis
qu'ils produisent, dans les contrées méridionales, la
fièvre jaune, le mal de Siam et la fièvre pestilentielle.
Ne peut-on pas faire pressentir, par anticipation,
que les symptômes majeurs d'une maladie sont
impropres à produire d'utiles analogies, quand on
n'assigne pas les rapports de ces faits immédiats
avec les causes matérielles ? Les autorités seraient
nombreuses, s'il fallait prouver ces co-influences des
causes : Bruning, dans la préface de l'histoire des
constitutions épidémiques, De Haën, dans son *Ratio*
medendi, ont contesté les influences respectives
qu'exercent, les unes sur les autres, les causes
communes ou particulières. La disposition à la putridité
est quelquefois combattue avantageusement par des
circonstances individuelles, suivant Selle ; quoique
Hoffmann prétende que le miasme exanthémateux
tend toujours, par sa nature, à la putridité à laquelle
l'etat individuel excite peu : les observations de Samoi-
lowitz constatent que le lieu, l'air et la constitution
modifient le miasme pestilentiel ; Mertens même
constate cette assertion.

LII. Les résultats naturels ou artificiels des affections
morbifique ont des rapports certains avec les divers
élémens que j'ai déjà examinés : cette proposition

résulte de l'effet dangereux ou salutaire de telle administration médicamenteuse, ou du résultat avantageux ou nuisible de telle prédominance organique, dans des circonstances particulières, quoique, d'ailleurs, peu analogues par les apparences sensibles.

LIII. Les co-rapports, que je viens d'énumérer, se multiplieront ou deviendront beaucoup plus manifestes, quand je chercherai les analogies, dans l'examen particulier de chacun des élémens de la maladie, c'est-à-dire, dans les circonstances d'invasion, de successions, de formes, d'influence de causes, d'effets, etc., etc.

LIV. Tout se lie donc dans l'ensemble d'une maladie, étudiée, depuis son invasion jusqu'à son terme. Les diverses parties qui la composent sont dans des dépendances naturelles. Et l'on ne peut arriver à une notion complète d'une maladie que par une combinaison ou une association naturelle des idées immédiates avec les idées par réminiscence, et les idées inductives. Cette combinaison précise la lenteur avec laquelle je procède; elle rend raison des sortes de répétitions de principes, auxquelles je me livre; elle indique jusqu'à quel point une scrupuleuse circonspection doit accompagner nos recherches. Elle indique combien peu on apercevrait l'ordre et l'enchaînement de mes idées, si l'on se bornait à les concevoir imparfaitement ou d'une manière incomplète.

L'analogie d'une maladie avec une autre doit être recherchée dans l'ensemble des élémens qui la composent. Pour mettre cette opinion hors de doute, interrogeons les faits : leur réponse n'aura rien d'équivoque; et, si mes aperçus sont bien clairs, il sera facile de les rattacher à l'esprit du problème, sans recourir à des associations intermédiaires.

LV. Prouvons, en thèse générale, que les apparences analogues des faits, n'apportent aucune lucidité dans l'intime nature de ces faits : deux phénomènes pris dans la physiologie et dans la pathologie, suffiront à mon objet. Si je meus un membre sous l'influence de ma volonté, les yeux d'un homme qui m'observe, n'aperçoivent que du mouvement : si ce membre se meut sous l'action d'un stimulus, l'observateur voit encore du mouvement, et ne distingue pas autre chose : si un influx cérébral insolite active la mobilité de ce même membre, l'observateur voit également du mouvement, sans découvrir la cause qui le fait naître. Dans chacune de ces trois circonstances, le fait immédiatement perceptible est d'une analogie absolue avec les deux faits correspondans; mais s'ensuit-il de là qu'il y ait analogie dans le fait, lorsque réellement il y a contraste et opposition dans les causes ? Quel est le physiologiste qui, bornant sa dialectique aux faits actuellement perceptibles, osera expliquer, par une seule idée, trois faits de nature opposée ? Les sensations immédiates assureront l'affirmative des analogies; les sensations inductives démentiront cette affirmative; et l'évidence de sentiment constatera la justesse de cette dénégation, ou de cette négative absolue.

LVI. Transférons ce fait dans le domaine de la maladie. Si, par suite d'une circonstance extérieure, une passion triste s'empare de mon cœur et captive mon esprit, l'estomac éprouvera une réaction telle, qu'une anorexie complète exprimera l'atteinte de cet organe : si des vents se développent spontanément dans le bas-ventre , et séjournent quelque temps dans cette cavité , j'aurai également une anorexie : si une humeur, lentement répercutée , se porte sur le tube intestinal ou sur l'estomac, il en procédera encore une anorexie relative; une inflammation lente produira ce même effet. Dans chacun de ces cas, le phénomène pathologique sera immédiatement sensible et absolument analogue ; mais le fait ne le sera pas : mais la nature de ce fait se cachera à l'observateur et aux sensations immédiates. Car, quel rapport y a-t-il entre des vents qu'il faut chasser par des toniques appropriés , une passion morale qu'il faut presque neutraliser par des influences rationnelles , une humeur répercutée qu'il faut rappeler à son siège par de bons révulsifs et par un traitement spécifique, et une gastrite chronique qu'il faudra traiter par des saignées ou des mucilagineux, si même elle ne réclame pas des anti-viruleux ? Pour acquérir une idée satisfaisante des symptômes précités et des faits qui les expliquent , il faut consulter les bons écrivains en médecine-pratique ; et notamment les histoires de maladies tracées par Stoll, Werlhoof, Quarin, à l'École de Vienne ; et par M. Baumes , ancien professeur de l'Université de Montpellier , premier instituteur de clinique dans cette ville. L'Année médicinale , imprimée il y a vingt ans, est le monument immuable

de ce titre : il y a de la puérilité à le lui contèster.
On pourrait étendre cet examen, et voir, tour-à-tour,
des phénomènes cérébraux, respiratoires ou circulatoires, analogues par l'apparence, quoique curables,
par des moyens opposés, et relatifs aux causes productrices. Je dis plus encore, et je fais une remarque indirecte qui semble échappée aux écrivains, sur les maladies
nerveuses : c'est que des causes irritantes produisent
des phénomènes individuels, qui sont des variétés morbides. Une irritation fixée sur le pylore, sur l'appendice
cœcale, sur le rectum ou sur l'arcade du colon, produisent, habituellement, des spasmes, des tintemens
d'oreille, des sueurs, des découragemens, l'inappétence, etc., souvent, la chaleur, la fièvre, les anxiétés
de la diathèse, phlogistique. Et pourtant cette irritation
cède tantôt à une méthode, et tantôt à l'autre, en
raison des dispositions individuelles. Or, les idées pré-
cises sur les surfaces affectées, sont modifiées par quelques déterminations des surfaces. On se confirmera
dans mon opinion, en joignant les observations de Rega
et de Barthez, sur les sympathies, avec celles de Brera
sur les vers, considérés comme causes matérielles.

LVII. Si des symptômes analogues peuvent, d'une
part, accompagner l'action de plusieurs causes différentes ; d'autre part, une seule et même cause peut
produire des symptômes différens. En effet, des vers
placés dans le tube intestinal produisent chez quelques
individus, des mouvemens rapides et un appétit dé-
sordonné ; ils susciteront chez d'autres la stupeur et une
anorexie complète : tous les auteurs qui ont écrit sur les

maladies vermineuses, mais particulièrement Van-Doeve-
ren , Pechlin, Hoffmann, Van-Phelse et Brera, donnent
des preuves frappantes de ces phénomènes différens
produits par une cause unique, Dans le cas , du paragraphe LVI, l'affirmative analogique , donnée par les
sensations immédiates , était vicieuse, démentie par
le fait , et propre à nous égarer. Dans ce cas-ci , la
non-affirmative analogique , donnée par les mêmes
sensations , sera un principe dangereux, bien fertile
en méprises. Dans le premier cas , la dénégation fournie
par les sensations inductives , a conduit notre esprit
à la découverte de la véritable analogie; dans ce dernier cas , l'affirmative fournie par les sensations inductives , sera au contraire le CRITERIUM de la vérité.

LVIII. Pourrait-on étendre les idées générales, et
faire servir ces déductions particulières à la solution
raisonnée et complète du point important de ce problème ? Je le crois; il suffit, pour cela , de montrer
que les quatres phénomènes généraux, sous lesquels
on peut concevoir toutes les formes de maladies,
ne peuvent prêter aucun secours à la découverte des
analogies. L'affirmative de cette supposition nous con-
duira, en raisonnant par exclusion , à poursuivre la
découverte des analogies dans les autres élémens du
fait pathologique : c'est-à-dire dans le concours de
ces élémens.

Je dois rappeler ici, d'après Baglivi et Zimmermann,
que la détermination des maladies compose les problèmes les plus difficiles à résoudre; puisqu'ils exigent les méditations les plus profondes. Selle a prouvé

jusqu'à la démonstration , dans son traité des fièvres , que la continente putride , la colique bilieuse épidé- mique , et l'odontalgie périodique , peuvent être des maladies complettement analogues par leur nature : il a également prouvé que , dans beaucoup de cas , l'hystéricie et la fièvre inflammatoire sont exactement analogués par leurs indications , quoique diamétrale- ment opposées par leurs phénomènes : c'est que Selle ne voit que des formes , où tant d'autres voient des maladies essentielles ; mais une forme de maladie n'est pas une sympathie morbifique. Je donnerai à ce point de doctrine une exposition bien lucide.

LIX. Les symptômes immédiats qui annoncent une lésion dans les organes ou dans les fluides de la cir- culation sanguine , se réduisent , suivant les vues que le modeste Schwilgné a consignées dans ses savantes recher- ches , à ceux de l'état du pouls , de la chaleur , de la coloration et de la fièvre. Or , ces symptômes , observés dans une maladie , ne peuvent fournir une notion exacte de cette maladie , puisqu'ils se montrent dans des maladies de nature contraire. En effet , en discernant , à travers les explications ingénieuses ou subtiles de Solano , de Bordeu , de Fouquet , ce qui appartient à la vérité , et ce qui semble appartenir aux fausses lueurs d'une imagination prévenue ; on trouve bien facilement que dans les maladies les plus différentes , telles que les affections sanguines et les affections gastriques , les affections malignes ou putrides et les affections inflammatoires , le pouls offre , dans son rithme actuel , dans ses développemens ,

dans ses vicissitudes , les analogies immédiates les
plus sensibles. La chaleur est souvent un principe
de fausses analogies, et pour prouver même que les
signes les plus caractéristiques, sont en contradiction
suivant les lieux où on les observe , et suivant
qu'ils sont généraux ou partiels; ne puis-je pas rappeler le rhumatisme aigu, qui, essentiellement inflammatoire, présente néanmoins au tact la chaleur
acre, qui caractérise les fièvres putrides ? Baillou ,
Selle , Quarin , Barthez, Cullen prouvent ce fait.
N'a-t-on pas mis en principe qu'un des caractères
du pouls des affections malignes ou putrides le plus
promptement mortelles, est de présenter des anomalies, des vicissitudes qui en imposent ? Ne peut-
on pas rappeler des faits de pratique , où l'on voyait
une congestion sanguine locale, accompagnée d'un pouls
énergique, dur , élevé, et presque indicateur de
plus grande régularité dans les fonctions circulatoires?

Si un jour , quelque systématique , voulait fonder
un système d'inflammations des surfaces, sur des
symptômes absolus, observés dans le pouls, ou dans la
coloration , il serait à chaque pas dans une tendance
à l'erreur ; parce que abjurant la théorie des causes
et fixant son entendement sur des symptômes
équivoques , il se tromperait même en voulant déterminer le siège des affections phlegmoneuses, ou des
irritations. Tout est irritation ou inflammation , hors
des maladies organiques par lésion de tissu ; on dit
cela depuis douze siècles : mais des irritations que l'on
guérit par des irritations et des inflammations que l'on

guérit par les spécifiques, ne cèdent qu'à l'éclectisme, ou à des raisonnemens éthiologiques.

LX. Les raisonnemens viennent à l'appui des faits si les forces motrices du système artériel sont actuellement départies en quantité commune à toutes les parties du système ; si les stases sanguines, les congestions les plus considérables, ne peuvent pas enlever à la circulation une certaine quantité de sang, sans que l'organe, où se fait la congestion, ne tombe dans une inaction analogue à ce que les Browniens appellent faiblaisse indirecte, doit-on, dans ce cas, considérer l'état du pouls comme un indice de la congestion, ou comme l'expression de l'inactivité ou de l'atonie actuelle de l'organe où se fait la congestion ? J'adhère à cette dernière conjecture : elle explique comment dans certaines congestions sanguines pulmonaires ou cérébrales, le pouls conserve sa plénitude et son rithme ordinaire. Étayons ce raisonnement par de nouveaux faits relatifs à l'état du pouls : raisonnons par les contraires ; le pouls est quelquefois opprimé, et cependant le sang surabonde ; il faut, , dans ce cas, recourir à la saignée, quoique l'analogie semble la proscrire. Le pouls se déploie, les forces se raniment, après une évacuation suffisante : on peut, sur ce point seul, consulter Huxham et Strack.

LXI. Les phénomènes de la chaleur, dont j'ai parlé par anticipation, considérée dans son plus grand développement, dans ses alternatives, dans son intensité, ne sont pas propres à conduire à une détec-

mination analogique , puisque ces phénomènes sont
trop généraux : ils appartiennent à toutes les diathèses :
De Haën , dans son *ratio medendi* , retrace des
fièvres de divers caractères , sans chaleur sensible ;
Werlhof et Sarcone ont observé ce phénomène ,
sur-tout dans quelques affections nerveuses, précédées
de fièvres et , conséquemment , propres au système
vasculaire. L'état inflammatoire qui s'accompagne
fréquemment d'une augmentation de chaleur , appar‑
tient à la diathèse nerveuse , bilieuse , putride et
inflammatoire ; comme on peut le voir dans Van‑
Swieten , et dans tous les observateurs. Ce serait ,
au reste , une erreur que d'associer constamment
l'augmentation de la chaleur avec l'inflammation ,
puisque De Haën cite l'exemple d'un homme , qui
n'avait eu aucun indice d'inflammation , et chez
lequel on trouva pourtant , après sa mort , les
marques indubitables d'une phlegmasie gastrique , assez
aiguë.

LXII. Si l'état du pouls et de la chaleur , considéré
d'une manière absolue , ne peut fournir aucune donnée
précise pour la détermination d'une maladie , puisque
cet état est influencé par des dispositions individuelles ;
les phénomènes de la coloration ne sont pas d'une
plus grande utilité , car ces deux faits s'accompagnent
et se succèdent. En consultant la séméiotique de
Paulian et le diagnostic de Dreyssing , on se convaincra
facilement que la coloration générale ou particulière
du système dermoïde , est un fait général et com‑
mun aux maladies les moins analogue.

LXIII. La fièvre elle-même est une forme de maladie, qui peut accompagner les diathèses les plus contraires. Elle est, il est vrai, une affection vasculaire : mais elle n'est directe que dans quelques circonstances de fièvres continentes ; or, quel caractère peut-elle assigner à la détermination d'une maladie nouvelle, inconnue, puisqu'elle est, par son intensité par ses retours et par ses vicissitudes, l'apanage de presque toutes nos maladies ? La fièvre est donc dans bien des cas un accident particulier au système vasculaire, comme le spasme est un accident particulier à l'affection nerveuse, comme les anorexies sont des accidens particuliers aux systèmes gastriques ou abdominaux etc., etc., Or, donc, ces accidens ou ces formes, qui les accompagnent, n'ont pas un rapport bien appréciable avec la nature de la maladie, quand on considère les phénomènes d'une manière absolue, et sans égard aux autres élémens de la maladie. On peut en dire autant des symptômes respiratoires, etc., etc.

Il serait important, et beaucoup plus qu'on ne le pense, de tracer, une ligne de démarcation tranchée entre la phlogose et l'irritation ; mais on n'arrivera à ce but utile qu'après avoir étudié isolement, les diathèses nerveuses que les irritations constituent, et les diathèses inflammatoires, dont les irritations, ne sont peut-être que des sympathies. Au reste mes idées sur la fièvre et sur les spasmes, considérés comme des formes morbifiques réclament encore de nouvelles observations, et de nouveaux argumens.

LXIV. L'anorexie, les nausées, l'enduit des dents, de la bouche, de la langue, les lassitudes spontanées, tous les signes de saburre supérieure ou inférieure, n'ont pas un caractère absolu de gastricité : ils n'indiquent point, par leur existence même simultanée, que la cause matérielle du mal réside dans quelques parties du tube intestinal ; puisque ces signes accompagnent les fièvres continues inflammatoires ou putrides, dont la théorie place le principe dans les secondes voies ; et les fièvres à paroxysmes, dont le siége paraît être dans quelque partie du tube intestinal ; aussi bien que dans quelque altération du système nerveux. Je dis que ces signes accompagnent les fièvres inflammatoires, et je donne ce nom aux fièvres guéries par les antiphlogistiques. Les nausées ou vomituritions accompagent l'action de plusieurs causes placées dans le cerveau, dans le poumon, dans le foie. On se convaincra de ce fait, en lisant es œuvres de Glisson, de Bianchi, de Saunders, ou le traité des sympathies de Rega. Au reste, les autorités, qu'on pourrait citer en grand nombre, ne constateraient qu'un fait général ; « que les nausées accompagnent presque toutes les maladies, dont le siége premier, et conséquemment la cause matérielle se trouve bien-loin des organes gastriques. Choppart et Desault, Astruc, Freind et Chambon, suffiraient pour donner à mes détails le degré de solidité que les faits doivent leur prêter ».

Ces relations, qui réfléchissent sur l'estomac la plupart des lésions des autres organes, résulteraient elles d'un mécanisme en sens inverse de la synergie de fonctions, admise par Barthez ? Je ne le crois pas, parce que je n'ai jamais pu concevoir cette synergie elle-même, que comme le consensus d'action.

LXV. L'enduit blanchâtre, qui nonobstant la théorie ingénieuse du docteur Hernandez, doit annoncer ordinairement un état saburral et gastrique ; appartient également à la fièvre inflammatoire et aux fièvres nerveuses ; comme on peut s'en convaincre dans la pyrétologie de Selle. Vogel et Sauvages ont considéré souvent cet enduit, et l'anorexie ou la voracité, comme un symptôme de phthisie mésentérique, Les lassitudes spontanées appartiennent, par leur siége et par leur nature, à la classe des affections nerveuses, puisqu'il y a douleur et difficulté de locomotion.

Je désire que l'on médite, sur les remarques de Vogel et de Sauvage, à l'occasion des symptômes, opposés, qui accompagnent la phthisie ou imflammation du mésentère ; parce que, on pourrait fonder un système de médecine anti-éthiologique, sur les inflammations supposées des surfaces intestinales ou mucosogastriques. Là comme ailleurs, on serait dans l'erreur, si l'on n'avait égard à l'influence des causes.

LXVI. Les lésions de la respiration, considérées d'une manière applicable au cas d'une diathèse inconnue, incertaine ou douteuse, se réduisent au mode de respiration, à la toux et aux matières expectorées.

Une respiration plus ou moins profonde ou gênée, ente ou précipitée, appartient autant à la diathèse gastrique qu'à la diathèse nerveuse ou circulatoire, c'est-à-dire à celle donc la cause peut être présumée dans le tube alimentaire, dans le système nerveux, ou dans l'appareil circulatoire. Cette proposition entraînerait avec elle une entière conviction, s'il fallait consulter tous les codes de médecine-pratique.

La toux, exprimant une altération dans les forces vitales de l'appareil pulmonaire, accompagne le spasme ou la convulsion de ce système ; elle se lie avec une plus grande sécrétion du fluide muqueux ; elle coïncide avec le travail inflammatoire de l'appareil thorachique : d'où je conclus que la toux appartenant aux diathèses les plus opposées, ou accompagnant toutes les formes morbifiques, ce symptôme ne peut fournir des données utiles à la détermination d'une maladie qui opère par les crachats une crise plus ou moins salutaire. Dans ces deux derniers cas, les matières expectorées fournissent, il est vrai, des indices assez certains, mais ces indices n'ont aucune liaison avec le problème qui nous occupe : car il s'agit, ici, de maladies populaires ou de diathèse inconnue, et non de légions organiques ou de maladies virulentes. On pourrait même, à l'égard de ces deux derniers cas, citer des faits afférans à notre solution. Muzel, cité par Selle, De Haën, Fred. Hoffmann, attestent que les crachats sont quelquefois purulens, sans qu'il y ait aucune ulcération au poumon. Lieutaud certifie que les poumons peuvent être ulcérés, sans qu'il y ait ni toux ni crachats. Pour ajouter à l'importance de ces faits, je puis placer, ici, une remarque de M. Draparnaud, explicative d'une pensée

de Bacon: cette remarque met en évidence que, dans
l'étude des faits, des circonstances qui s'écartent des
règles ordinaires, peuvent jeter le plus grand jour sur
des phénomènes mal expliqués. Mes recherches se
bornent, donc, aux crachats observés sous une diathèse générale. Or, les crachats sanguinolens appartiennent autant à la diathèse inflammatoire, qu'à la
diathèse bilieuse ou pituiteuse, car, ils ont été fréquemment observés dans la diathète pituiteuse, qui
dominait dans l'épidémie décrite par *Stoll*, puisque
ce célèbre praticien recommandait alors de ne pas
s'en laisser imposer par les crachats et par la coloration des joues. Ces crachats appartiennent également
à la diathèse phlogistique. Mais il ne peut pas se faire
dans le poumon un travail énergique, sans que les
glandes bronchiques ou pituitaires ne soient vivement
irritées ; dès-lors, il doit y avoir dans les crachats un
mélange de sang et de mucosités. Or, encore, comme
dans l'état de spasme pulmonaire, il se passe des
altérations laborieuses, il est bien naturel que l'état
nerveux de cet organe produise une altération de vaisseaux, et que cet état soit accompagné de crachats
sanguinolens ou muqueux. En réunissant ces faits, je
puis réitérer la conclusion des paragraphes antérieurs.

Les bons praticiens le savent, et il paraît superflu
de le leur rappeler : les vaisseaux et les nerfs se servent
mutuellement de satellites ou d'auxiliaires. Voilà pourquoi, rien n'est plus aisé à confondre qu'une névrose
et une inflammation. Or, il y a des névroses asthé-
niques, que la saignée aggrave, comme il y a des

inflammations que les anodins augmentent. Voilà encore
la nécessité des analogies éthiologiques.

LXVIII. Si je ne me trompe, les symptômes nerveux se réduisent à la douleur, au spasme et aux
convulsions, pour les nerfs cérébraux; à l'augmentation ou à la diminution de certaines sécrétions
pour les nerfs de la vie intérieure et organique,
d'après quelques nouveaux auteurs, ou végétative,
d'après le célèbre physiologiste et le sage philosophe
Gall. Or, la céphalalgie ou douleur cérébrale, la
tension des hypocondres, les lassitudes, appartiennent, sinon, à toutes les maladies générales sans
exclusion, du moins, au plus grand nombre d'entr'elles.
Elles se montrent dans tous les lieux, chez tous les
individus, à tous les âges, et sous tous les tempéramens.

LXIX. Le spasme est encore le résultat, l'effet
ou l'expression des maladies les plus opposées : il
coïncide avec les maladies les moins analogues; puisque
conformément à la théorie des anciens, renouvelée
par M. Tourtelle, il y a des spasmes par laxité et par
stricture, ou un spasme tonique et un spasme atonique. Cette considération, et celles que j'ai tracées
antérieurement sur l'incertitude des symptômes, relativement aux déterminations des maladies, me paraissent réduire les prétentions de l'école de Brown,
qui détermine les diathèses d'après quelques symptômes
caractéristiques. En effet, la doctrine du spasme de
ce disciple de Thémison, se trouve radicalement sub-
vertie par l'admission de deux sortes de spasmes. On

pourrait, peut-être, en dire autant de quelques opinions de Clerc, auteur de l'histoire naturelle de
l'homme malade. Mes observations sur le spasme
s'appliquent naturellement aux convulsions. Il serait
donc inutile, ou superflu, d'ajouter à mes réflexions
principales, des détermination accessoires dépourvues
d'utilité. On sait que le délire accompagne les formes
les moins analogues.

Que de vœux n'avons-nous pas à former, pour
qu'un grand observateur, tout à la fois exact, scrupu-
leux et subtil, puisse prendre en sous-œuvres les
observations de Morgagni, et joindre de nouveaux
faits à ceux de ce grand homme, pour déterminer
les correspondances de certains points cérébraux malades
avec chaque affection nerveuse, telle, que les convulsions, les spasmes, la paralysie, l'insensibilité etc...
quelque disciple de Bichat, pourra pénétrer dans le
dédale, et nous donner le fil du labyrinthe.

LXX. Certaines sécrétions augmentent ou dimi-
nuent, suivant la période fébrile que parcourt une
maladie : or, ces périodes, appartenant plus ou moins
à chaque diathèse, il serait déplacé de constater, par
des observations, que cette altération sécrétoire peut
appartenir à toutes les formes.

LXXI. Nous avons considéré les phénomènes des
diathèses douteuses, dans les humeurs ou dans les
solides. Il eut été facile de multiplier les examens,
en passant en revue chaque humeur distincte, ou
chaque appareil organique ; mais, cet examen long
et difficile a pu être omis par deux motifs : le

premier , parce qu'en examinant les altérations particulières , nous serions sortis hors des diathèses inconnues ou douteuses , dans lesquelles il fallait raisonner conformément à l'esprit du problème : le second , parce que les conséquences déduites de ces faits particuliers n'auraient pas répandu une grande lumière sur ce même problème.

LXXII. Nous avons indiqué les élémens de l'état pathologique , dans lesquels il ne fallait point chercher les analogies propres à la détermination des maladies épidémiques : nous avons prouvé que l'examen absolu des symptômes était illusoire : il serait , peut-être , posible de prouver que les caractères les plus évidens sont quelquefois récusables, quand on ne les considère pas d'une manière relative. J'ai dit expressément, *examen absolu des phénomènes* , car il serait absurde de prétendre que les symptômes ne soient pas les élémens prémices, d'où il faille partir pour rechercher les analogies.

Les éruptions miliaires appartiennent aussi fréquemment aux affections des premières voies qu'à celles des secondes : il faut, pour se convaincre du fait , consulter Selle et Werlhof. Les aphtes qui semblent être un des caractères des fièvres pituiteuses, s'observent quelquefois, dans les fièvres inflammatoires, au rapport de Sauvages et de Vogel : ce qui a engagé Grant à penser que ces éruptions ont beaucoup d'analogie avec la dyssenterie inflammatoire. De Haën et Strack, assurent que les pétéchies se montrent quelquefois sans qu'il y ait putridité ; mais bien dans le génie inflammatoire.

Sarconne paraît insinuer que les pétéchies sont quelquefois critiqaes à la suite d'une affection phlogistique.
Home et Sydenham ont observé le sang pleurétique
dans une fièvre nerveuse, et dans une affection gout-
teuse. Selle rapporte avoir vu des fièvres varioleuses
putrides, dans lesquelles les forces se soutenaient en
bon état. La langue, de l'aveu de Sarconne, peut être
noire dans les affections les plus dissemblables. Le délire accompagne toutes les formes bien prononcées.
La couënne inflammatoire se retrouve dans toutes les
diathèses, suivant des dispositions individuelles étran-
gères à la diathèse supposée.

LXXIII. En examinant d'une manière isolée, les
symptômes des maladies, j'ai prouvé que les phénomènes immédiatement perceptibles ne fournissent à
notre entendement aucun terme de rapport, propre
à déterminer une maladie par induction, à l'aide de
quelques analogies : il faut donc chercher une autre
voie que celle de l'exploration absolue des symptômes
ou celle des sensations immédiates. Il faut pour cela,
donner des règles à la théorie des abstractions.

LXXIV. La manière d'abstraire les phénomènes
est le fruit, sans donte, d'une méthaphysique éclairée ;
puisque la méthode des abstractions éclaire bien des
doutes, et qu'elle montre le sentier des erreurs,
ou la voie des bonnes découvertes. Mais, par quelle
singulière imperfection de l'esprit humain, cette méthode de découvertes et de vérités, est-elle devenue,
dans notre siècle, une source funeste des plus déplo-
rables erreurs et des plus séduisantes illusions ?

Comment se peut-il que les abstractions soient le grand moyen didactique d'une doctrine, qui fonde la nature et la détermination d'une maladie sur l'aperçu absolu des symptômes? Par quel renversement d'idées, par quel étonnant bouleversement opéré entre les propriétés et les fonctions rationnelles, a-t-on cru dicter des lois au monde médical; s'ériger en juge souverain des opinions de tous les siècles; avilir des réputations cimentées par l'estime de tous les âges; en subvertissant les véritables attributions des méthodes philosophiques? Ces rigoureuses questions paraîtront énergiques et pressantes : ce qui permet de les faire, ce qui m'autorise à me les proposer, c'est que je puis démontrer jusqu'à l'évidence, qu'on n'a point entendu le sens des abstractions; ou qu'on les a envisagées d'une manière superficielle, arbitraire, et tout-à-fait illusoire.

LXXV. Une abstraction est une opération mentale qui a un but différent suivant l'objet auquel elle s'applique. Dans la science des idées, elle consiste à regarder séparément une propriété rationnelle, et à énumérer la série des fonctions qui en dépendent; ou à étudier une fonction distraite, et à la rattacher à une propriété : mais dans la science des faits, elle consiste à séparer les divers élémens de ces faits, et à les considérer les uns après les autres, pour reconnaître leur dépendance respective, leurs influences réciproques, et leur fonction dans l'ensemble de l'acte pathologique. Voilà, sous quel rapport l'abstraction suit l'analyse, accompagne l'analogie et précède

l'induction. Or, abstraire n'est point isoler; c'est tirer
d'un fait entier, une partie constituante, qu'on
doit y replacer ensuite. Quel avantage y aurait-il,
par exemple, à abstraire d'une maladie, les phénomènes
nerveux, qui appartiennent directement ou sympathiquement à toutes les maladies ; et à fonder sur cette
abstraction, une détermination qui peut bien résider
dans les signes ou dans des élémens non-abstraits ?
Quel avantage y aurait-il à abstraire d'une maladie tous
les phénomènes gastriques, et à fonder, sur cette
abstraction, une thérapeutique que les faits ultérieurs
viendraient détruire ? Ce serait s'exposer à bâtir sur le
sable ; et raisonner sur des mots peut-être sans idées
et sans représentations ; car des symptômes ne sont
pas constamment des indicans certains. Quand, dans
l'étude d'une fonction, on fait une série d'abstractions ; ce n'est pas, à coup sûr, pour faire des divisions
infructueuses, et souvent propres à égarer notre
jugement : c'est pour examiner la valeur de chaque
division, dans une détermination exacte, et pour
fonder, sur les résultats particuliers, la notion complexe et juste de la fonction entière, en notant
l'ordre, suivant lequel les phénomènes abstraits se
sont succédés. Il serait difficile, je l'avoue, d'exposer
en quoi les abstractions diffèrent de l'analyse ; si
lon entend que l'analyse se compose d'une suite
d'abstractions successives. Mais pour qu'il y ait
succession dans les abstractions, il faut qu'il y ait
succession dans les symptômes abstraits. Dès-lors
l'ordre des abstractions étant conforme à celui des

faits , nous pourrions remonter , pas à pas, jusqu'au premier siége de la maladie, et peut-être à la découverte des causes qui l'ont produite. Les abstractions qui ne sont pas conformes à l'ordre des temps, sont tout-à-fait inutiles. Or, l'analyse appliquée aux fonctions, ne s'exerçant pas seulement sur les phénomènes actuels qui ne constituent qu'un des élémens pathologiques ; on peut conclure que les abstractions appliquées exclusivement aux symptômes, sont illusoires , imparfaites ; et je dois le dire, presque puériles. Au reste, lorsque dans une maladie compliquée, on fait des abstractions, on reconnaît, il est vrai, la coexistance de plusieurs symptômes distincts sur un corps malade ; mais leur simultanéité sur ce corps n'est pas détruite ; mais la valeur réelle de chaque classe de symptômes n'est pas connue , si l'on ne peut remonter de ces symptômes aux causes matérielles qui les ont produits , ou aux causes internes qui les ont favorisés. Les abstractions ne sont donc alors qu'un jeu d'imagination , un prestige philosophique.

LXXVI. M. Dégérando, penseur habile, a prétendu que les anciens étaient riches de leurs conceptions, et que nous le sommes de nos méthodes. Cette proposition , vraie quant à la science d'Archimède et d'Euclide, douteuse pour celles que Destutt-Tracy et Cabanis ont réduites en principes , me paraît fausse pour la science d'Hippocrate. A-t-on réellement appliqué à la physiologie et à la pathologie l'analyse qui convient à chacune de ces sciences ? Non, car l'action physiologique et le fait pathologique sont moins connus des disciples de nos médecins philosophes , que des disciples zélés de notre belle antiquité. Je dirai ici, avec Rousseau, que les méthodes qui ne font pas connaitre l'objet auquel elles s'appliquent , ne valent pas mieux que la médecine qui ne guérit pas les maladies curables.

LXXVII. Nous avons mis en principes que l'analogie dans les symptômes n'en indiquant point une dans la nature de deux maladies comparées , il fallait chercher , dans les autres élémens de la maladie , des points de rapprochement utiles à la question. Ces élémens sont l'invasion de la maladie , l'ordre de succession dans les formes morbifiques , (ordre résultant des rapports des causes,) les résultats naturels ou artificiels observés dans l'ensemble de l'intervalle maladif.

Tels sont les élémens dont l'existence est constatée par l'ordre des temps , par la nature de l'organisme, par l'influence des causes et par les vicissitudes morbifiques On ne peut nier que cette décomposition ne soit conforme à la liaison des idées : on se convaincra qu'elle est aussi utile que vraie.

LXXVIII. Une classe de médecins savans et de grands écrivains a cru que la nature n'a qu'une seule et même force , modifiée par la constitution actuelle des corps étudiés. Cuvier qui , par sa profonde perspicacité, est à l'histoire naturelle ce que Berthollet est à la chimie, par sa profonde métaphysique , et ce que Baumes est à la médecine, par son prodigieux savoir et son grand jugement; ces écrivains éloquens ont adopté cette belle doctrine , de laquelle ils ont déduit les règles les plus sûres, et les plus satisfaisantes pour notre raison.

L'organisation actuelle des corps me paraît donc devoir être rangée au nombre des causes qui , faisant varier leur constitution , modifient , par là , même , les phénomènes ordinaires de la nature observée dans l'homme. Ces premiers aperçus qui , suivant l'expérience, modifient , les phénomènes ordinaires ou la constitution actuelle du corps de l'homme , on peut rattacher toutes les circonstances modifiantes de 'âge , du sexe , du climat et de l'état moral. Eh ! puisque ces circonstances physiques modifient le corps humain , peut-il renfermer , outre l'âme ; un principe abstrait de conservation ? Or, on ne doit point changer cette modification des faits en différence de nature ou d'essence des corps, ou déduire une nature spéciale d'une modification accidentelle indépendante de l'organisme.

LXXIX. Ce qui prouve que c'est par l'oubli de ce précepte , ou par une violence faite aux principes de la bonne philosophie, que l'on a supposé , dans le corps , des principes occultes, abstraits ou immatériels ; c'est que les effets les plus importans de l'économie vivante , les résultats les plus évidens de l'état pathologique , repoussent l'idée d'un principe conservateur auquel on a attribué des fonctions spéciales . On peut attaquer par un dilemme pressant la supposition d'une cause qui dénature , dans les corps vivans , les phénomènes de la physique vitale. Cette cause, ce principe est un objet abstrait ou matériel ; s'il est matériel, il doit suivre , dans ses effets, l'ordre , la succession des phénomènes physiques ; s'il est abstrait, il ne peut susciter des phénomènes immédiatement perceptibles : or, on prête à ce principe des affections, des attributs, des mouvemens physiques : donc il n'est autre chose qu'un résultat d'organisation ou l'organisme même. Ceux qui prendraient cette réfutation pour une digression inutile, n'auraient pas saisi la méthode ou la marche de mon mémoire.

Ceux qui trouveraient ici une critique du vitalisme du célèbre Barthez seraient également dans l'erreur. Le Chancellier de Montpellier n'a jamais entendu faire de son principe vital un être positif. Si dans sa profonde dialectique, il lui a prêté des affections et des attributs, c'est qu'il est toujours resté dans la démarcation qu'il avait établie entre la médecine et les sciences physiques : le principe vital est la plus haute induction où l'on puisse conduire les lois générales ; mais il n'est point l'induction d'une série des lois opposées à la nature ; ceux qui ont pensé que M. Barthez a fait un traité de métaphysique, ont confondu cette science avec la logique propre à la science de l'homme.

LXXX. En effet, les phénomènes des corps vivans sont primordialement d'une nature analogue à celle des corps inertes : cette vérité est le résultat d'une longue suite de faits qui ont donné à Cuvier cette conséquence : on aurait donc tort de conclure que les phénomènes du corps vivant sont d'un autre ordre que ceux qui résultent des lois générales de la nature ». Rapprochez ici les mots *ordre*, et *primordialement*, et vous admettez qu'un ordre renferme des sous-divisions ; vous verrez, que la nature ayant plusieurs aspects , Barthez et Cuvier n'étaient point en contradiction. Appliquant cette conséquence à la question, nous établissons que l'état de l'atmosphère, les saisons, les époques médicales, annuelles ou diurnes, ont des rapports naturels avec l'état morbifique. Mais en appliquant cette idée au vitalisme, on n'altère pas les rapports de celui-ci avec l'influence des causes physiques. Car admettre une influence et des modifications, c'est avouer des rapports ? or ces rapports sont fixés et limités par la vitalisme, mais ne sont point détruits par lui. Barthez et Cuvier semblent être aux deux extrémités du cercle : mais ils n'en ont pas moins de points de contact. En prenant ces points pour des faits , on peut, à l'aide d'un savant électisme, rapprocher ces penseurs.

Tous ceux qui, parmi les disciples d'Hippocrate, n'embrassent pas sans restriction la théorie imparfaite des forces médicatrices, donnent des faits propres à sanctionner mon opinion. Il doit me suffire d'exposer quelques exemples frappans ou de citer quelques autorités imposantes. M. Twoffenn, auteur d'un excellent voyage en Espagne, assure que le vent d'Est amène sur Barcelonne des brouillards qui paraissent suspendus sur cette ville, et qui attendent qu'une bise les atterrisse ; tant que ces brouillards dominent sur la ville, les habitans contractent une telle irrascibilité, que les meilleurs amis sont obligés d'employer dans leurs relations , les plus grands égards réciproques. Les brouillards étant ensuite dissipés , les habitans du lieu, et sur-tout les étrangers, plus profondément affectés par cette cause, reprennent une humeur charmante. Quand des causes physiques manifestes, altèrent à ce point les phénomènes organiques, on ne peut nier les rapports, des effets avec les causes : or, ces rapports existent, et peuvent être déduits.

LXXXI. Les recherches lumineuses et savantes, la métaphysique claire et précise du docteur Murat, concourent, avec les raisonnemens éloquens de M. de la Prade, à démontrer, avec la plus grande justesse, que la nuit a une influence marquée sur la plupart des maladies, et notamment sur quelques maladies particulières. En généralisant les idées de ces deux auteurs qui promettent à notre science d'importans services, nous formons ce principe : » la nuit ou la diminution actuelle du calorique, et l'absence d'un excitant naturel agit sur la constitution asthénique ou affaiblie, dans le rapport de l'effet à la cause ». L'on peut, je crois, tirer de ce principe, cette consé-quence directe : les phénomènes, qui dans le corps vivant, indiquent une diminution d'énergie vitale, quand le calorique est en moins dans l'atmosphère, indiquent une cause débilitante; l'invasion de la plu-part des maladies justifie cette maxime. On voit démonstrativement que l'examen absolu des phéno-mènes est une erreur, et que, pour trouver, dans les sensations immédiates, un principe d'analogie et de détermination, il faut que ces sensations soient expliquées par des sensations antérieures ou inductives.

Voici des faits qui peuvent servir à quelques rappro-chemens utiles entre des doctrines qui paraissent

apposés : si par une loi vitale, me dira-t-on , le principe
s'isole au milieu des températures les plus opposées ,
comment le calorique sera-t-il cause morbifique ?
L'objection est spécieuse ; mais elle n'est pas profonde :
Barthez a dit que son principe est une traduction
des forces médicatrices ; mais il n'a point dit que ces
forces ne pussent être surmontées : certes , ce grand
homme n'a point fait un traité sur l'art d'être éternel :
le moyen terme entre ces deux opinions , est qu'il
faut ramener l'organisme à l'etat normal , en calculant
par quelle force la nature a été vaincue et par quelle
voie elle reprend son énergie.

LXXXII. Ce que de la Prade et Murat ont montré,
relativement à l'influence d'un état atmosphérique, privé
d'une certaine quantité de calorique , prouve, par
les contraires, quelle doit être l'influence d'une constitution atmosphérique où le calorique prédomine.
L'histoire des opinions et des faits , antérieurs aux
travaux des deux auteurs précités , transforme ma
conjecture en principe : la diminution et l'augmentation du calorique contiennent la raison de plusieurs
vicissitudes météologiques , et des phénomènes morbides qui leur correspondent.

LXXXIII. Si l'invasion première ou ultérieure d'une
maladie , résultante d'une diathèse incertaine ou douteuse , se lie avec la présence ou l'absence de tel
ou tel excitant naturel , elle se rattache nécessairement avec une époque diurne : dès-lors , en considérant un fait pathologique , sous le rapport de son
étiologie , nous considérerons l'époque diurne d'une

maladie, comme un de ses élémens constitutifs.
On pourra tirer de cet aperçu une analogie d'autant
plus positive, qu'elle dépendra de l'idée d'une cause,
ou du calcul des sensations immediates, et des
sensations inductives ou mémoratives. J'énonce donc
que ces faits se lieront à la notion de la cause :
je dis plus ; ces faits seront l'expression de la cause
même. D'après cela, l'époque à laquelle une maladie
populaire ou anomale manifestera son invasion ou
ses retours, fournira des données à la détermination
de cette maladie, pourvu, toutefois, qu'on tire les
inductions d'une certaine quantité de faits particuliers et observés sans prévention.

LXXXIV. Je pense que les formes de maladies
générales sont multiples, en raison des divers appareils organiques, qui semblent avoir une fonction
spéciale et distincte à remplir : elles sont donc subordonnées aux propriétés vitales de ces appareils : je
pense encore que l'idée générale de maladie, considérée hors de toute lésion locale primitive, se
borne à l'augmentation de l'énergie vitale, à la diminution de cette énergie, et à des alternatives frappantes d'exaltation, d'oppression ou de diminution
de cette énergie. A cette idée se rattachent, par
explication du paragraphe LXIII sur la vitalité des
fluides, toutes les altérations que ceux-ci peuvent
subir. Les restrictions de ce paragraphe n'excluent
pas, absolument, de l'histoire des épidémies, les lésions
locales ; car on trouve dans la *Médecine de Londres*,
que, pendant une épidémie observée dans les états

de Hanovre, tous les individus périssaient avec une affection profonde à la rate : si l'auteur de cette histoire épidémique avait transmis quelques observations sur cette maladie, nous pourrions prendre ces observations pour objet d'application de l'analogie aux cas douteux : mais dans cette hypothèse favorable à notre opinions nous ne nous serions point borné à considérer l'affection organique comme un mode d'inflammation, d'irritation ou de métastase ; mais nous aurions recherché les rapports de l'altération, ou la prédominance, plus ou moins marquée, des symptômes avec la supposition d'une altération profonde de la circulation, du système nerveux, ou de l'appareil lymphatique

LXXXV. Conformément à mes principes sur l'essence et sur les formes des maladies, je n'attache pas rigoureusement la première époque de l'invasion d'une maladie, à l'apparition des symptômes fébriles ou circulatoires : j'étends cette idée aux formes nerveuses, gastriques et respiratoires ; car le système sanguin, le système respiratoire, le système nerveux ou le système gastrique peuvent recevoir individuellement une première influence morbifique ; et poursuivre des périodes de formes particulières, indépendantes des autres formes morbides. Une fièvre plus ou moins intense, des attaques nerveuses plus ou moins prolongées, une toux périodique et gênante, une gastralgie intermittente, n'indiquent pas des essences de maladies ; mais des formes variées, subordonnées aux causes productrices et aux causes prédisposantes. Ces principes découlent naturellement de l'efficacité d'une seule méthode

contre ces formes variées : il y a donc des paroxysmes
fébriles, nerveux, gastriques ou respiratoires. Cette
doctrine émanée des faits, choque, il est vrai, quelques théories adoptées ; mais, quand on écrit sous la
dictée de la nature, doit-on s'en laisser imposer par
les opinions des sectaires ; et les maximes des écrivains
peuvent-elles affaiblir les dogmes d'une observation
régulière faite sans prévention.

LXXXVI. Voyons quels avantages nous pourrons
retirer de l'ordre de succession des formes morbifiques,
pour la détermination d'une maladie comparée ; recherchons si les causes matérielles exercent une première
action qui, absorbant une partie de son activité, nous
autorise à déduire nos déterminations d'un premier
aperçu. L'idée spécieuse ou presque vraie de l'auteur
de la doctrine des associations, publiée, il y a soixante
ans, par le savant Hartley, adoptée ultérieurement
par Bordeu et commentée par Fouquet, semble confirmer, pour l'économie animale, la notion d'un tout
compliqué, composé de parties concourantes. Cette
idée a suscité ultérieurement la supposition des vies
particulières, et des départemens de fonctions propres.
Mais elle ne détruit pas l'idée de la correspondance
des fonctions ; elle n'altère pas l'idée de la succession
nécessaire des formes de maladie. Cette succession
peut être diversement interprétée ; et nous exposerons
ces différences, après avoir donné une dernière exposition de la doctrine des formes.

LXXXVII. Ce qui s'est opposé, sans doute, à ce
que les auteurs d'un vrai mérite, aient considéré les

formes, que j'ai énoncées, comme des apparences particulières d'une seule essence de maladie, c'est qu'ils ont imaginé que le trouble de la circulation paraît être un travail, par lequel la nature veut éliminer une cause morbifique : cet aperçu fondé sur des résultats, dans de nombreuses circonstances, n'attaque pas ma pensée. je conçois bien clairement, et j'avoue de bonne foi, que l'on ne peut pas attacher, à l'idée d'une atteinte nerveuse, celle d'une élimination qu'on rattache facilement au trouble gastrique ou respiratoire, comme au mouvement fébrile. Mais je demande à mon tour, si, quand la fièvre est allumée par la présence des vers, la nature veut expulser ces causes par quelque émonctoire, par des dépôts ou par de nouvelles sécrétions : je demande si le trouble de la respiration a pour but d'expulser par les poumons le taénia qui produit la pleurésie vermineuse ; je demande si les nausées, les vomituritions suscitées par un corps étranger placé dans quelques parties des extrémités, ont pour but de chasser une balle, une esquille osseuse, un lambeau de drap, par les selles ou par le vomissement. Ce n'est pas que je veuille attaquer les dogmes fondamentaux de la doctrine des humeurs; parce que cette disposition me jetterait dans une contradiction absurde : mais j'établis que dans l'hypotèse ou je raisonne, il faut étudier le mécanisme, et les causes physiques même en négligeant les causes finales.

Je parais vacciler dans mes conséquences : mais l'on doit observer qu'essentiellement éclectique, je m'avance dans le milieu des routes, en sollicitant tantôt d'une opinion et tantôt d'une autre, quelques lumières, propres à me conduire au double but de la vérité et de la solution du problème qui m'occupe. Si j'osais me comparer à un de nos meilleurs écrivains, je pourrais dire, que j'élague à droite et à gauche pour trouver la voie, ou pour me frayer un sentier praticable.

LXXXVIII. On peut concevoir la succession des formes morbifiques sous plusieurs acceptions : ou comme l'effet d'un *consensus* dont les actes se dérobent à nos explications ; ou comme un résultat de l'habitude contractée par l'organisme, suivant l'ordre d'enchaînement que nous avons précédemment analysé ; ou enfin comme indice d'une cause qui porte des influences alternantes sur divers appareils : la seconde supposition n'exige pas une grande discussion, parce que les faits successifs, dépendans de l'habitude, n'ont pas une persistance dangereuse. La première et la troisième, qui se combinent, méritent toute notre attention ; d'une part, en ce que les affections sympathiques peuvent conduire à la mort quand elles se prolongent ; d'autre part, en ce que le discernement des causes est le point important de la question. Le dérangement dans les fonctions sera d'autant plus prononcé que la lésion directe aura porté sur l'un ou sur l'autre des quatre appareils ou systèmes particulièrs de fonctions, qui sont pré-indiqués : mais le point sur lequel il faudra diriger la vue de l'esprit et l'emploi des remèdes, sera sans doute celui où aura commencé le premier anneau de la chaîne pathologique. La cause étant une par sa nature, elle ne peut porter simultanément sa première influence sur plusieurs points. Voilà comment on peut discerner dans une maladie ce qui est direct de ce qui est sympathique. Si l'on faisait bien ce discernement, si l'on assignait une méthode sévère qui pût conduire à ces distinctions, que de progrès ne feraient pas l'étude et le traitement des maladies curables ! Invoquons, pour cet objet, la théorie et les faits.

LXXXIX. La cause matérielle d'une maladie est une par sa nature, ai-je dit, et cette homogénéité se déduit de l'effet constant d'une méthode, connue sur les formes multiples d'une essence de maladie, exprimée par des apparences diverses. Telle est l'explication de cet axiome de physique générale ; *que l'effet est toujours de la nature de sa cause.* Ces principes de la cause physique, modifiés par la vitalité, ne changent pas le sens absolu de ma pensée. L'organisme est tel, qu'une action exercée sur un point détruit ou étouffe une action analogue ou simultanée, produite sur un autre point quelconque ; pourvu toutefois que la première influence soit plus forte, plus soutenue, et même plus relative à la nature des fonctions départies à ce premier point d'irritation. Ce précepte du divin Hippocrate, commenté dans tous les âges, et chez toutes les nations, avec plus ou moins de vérité, est devenu un de nos axiomes physiologico-pathologiques. Mais il me paraît étonnant qu'aucun grand praticien soit parti de ce principe, pour nous apprendre à discerner, dans le cours d'une maladie, si la période de détente qui succède au premier temps d'une maladie aiguë, est un indice de cection, ou un signe de dégénérescence asthénique ; circonstance très-importante pour sa guérison.

XC. Il est donc de la plus haute importance de distinguer, dans l'exploration d'une maladie, quel a été l'organe le premier affecté ; mais il est également important de réunir le plus grand nombre de notions possibles, pour ne pas prendre une circonstance accidentelle et étrangère à la maladie, pour l'annonce d'une lésion primitive, imprimée sur un appareil plutôt que sur un autre. L'effet d'une première influence pourra être obscur ; mais il n'en sera pas moins certain. Zimmermann a dit, avec beaucoup de raison, que le génie consiste à découvrir dans ces faits inaperçus la nature de la maladie.

XCI. Les faits viennent à l'appui de ces opinions : ils les justifient. Grimaud cite l'exemple d'un homme en proie aux agitations nerveuses les plus violentes et les plus soutenues : on le traitait par les antipasmodiques de toutes les classes, et les plus savamment combinés : toutes ces ressources étaient inutiles, tous les secours étaient superflus : on se souvint que l'individu, actuellement en proie aux douleurs, aux convulsions et aux spasmes, avait eu, le premier jour de sa maladie, quelques nausées antérieures au développement de la forme nerveuse ; on donna un évacuant émétique ; le malade rendit des matières hétérogènes, et bilieuses ; de suite il se trouva parfaitement débarrassé de ses attaques nerveuses : la maladie poursuivit les phases ordinaires. On trouve dans les annales de Montpellier un fait analogue, quoique l'état nerveux s'exprimât par des crampes voisines d'un tétanos partiel.

Lieutaud , Portal, Morgagni , Baillie ont mis en principe que la cause des maladies se trouve bien souvent, loin des appareils qui semblaient directement affectés. Le fait que nous avons pris au hasard , dans Grimaud, a ses analogues dans tous les recueils de médecine-pratique , et il est peu necessaire de soutenir, par d'autres citations , ce principe indubitable : » que le premier phénomène d'une maladie peut servir à en indiquer le siége ; et à signaler la cause qui la produite » : Zimmermann a eu guéri, par des vomitifs , des crachemens de sang , qu'avaient précédés des symptômes manifestes de saburre gastrique : Selle affirme qu'on ne peut assurer l'existence d'une inflammation du cerveau, que lorsque les symptômes inflammatoires succèdent à une lésion ou à une commotion de la tête : Brocklesby observe que dans l'épidémie bilieuse observée à Berlin en 1772, à peine on observait, dans l'origine, quelques signes de saburre ; cependant des émétiques guérissoient, comme par enchantement, les formes les plus tumultueuses et les plus variées. Tissot recommande que , lorsqu'il y a pléthore et gastricité, il faut observer quels ont été les signes les premiers aperçus, pour employer les évacuans ou les antiphlogistiques Van-Swieten observe que la bile pouvant se déposer sur le foie , au voisinage du diaphragme , il faut distinguer si ce dépôt n'est pas antérieur à la faiblesse, afin de ne pas prendre une affection bilieuse, pour une affection maligne. Thibault a donné l'observation d'une affection spasmodique générale , précédée de quelques prodrômes de gastricité, grièvement augmentée par les antispasmodiques, guérie subitement par un vomitif qui fit rendre quelques glaires ténaces. Pringle a observé que les fièvres pestilentielles sont d'autant plus dangereuses que les .ignes de saburre gastrique n'ont pas précédé. Chenot et Forestus recommandent beaucoup d'observer si la chaleur propre aux affections putrides précède la fièvre, ou si elle lui est postérieure : tous les bons praticiens ont donné pour règle; que lorsque des causes matérielles affectent simultanément les solides et les humeurs, il faut avoir prinaipolement égard à l'affection des nerfs.

XCII. On peut, je crois, déduire de tous ces faits les conséquences suivantes : 1.º les symptômes les plus graves, les plus effrayans d'une maladie, peuvent ne pas être les indicateurs d'une cause matérielle, puisque l'existence de cette cause s'exprime quelquefois dans un premier fait peu sensible ; 2.º, les phénomènes qui dénotent l'atteinte morbifique portée actuellement sur un appareil organique spécial, n'indiquent pas, d'une manière positive et constante, que la cause matérielle ait fixé son siége sur cet appareil; 3.º, la prédominance et la gravité que prennent les symptômes indicateurs d'une affection d'un appareil déterminé, n'étant pas, dans toutes les circonstances, l'effet direct de la cause matérielle ; cette prédominance et cette gravité doivent être influencées par des causes individuelles, propres au sujet : car, si, dans le corps actuellement malade, il n'y avait pas de cause qui contrariât le dévelop-

pement constant de la cause matérielle sur le lieu
où elle a exercé sa première influence ; les symptômes
fourniraient à l'analyse pathologique des points d'indication invariables et certains : d'où résulterait une
grande facilité pour l'étude de la médecine-pratique ;
et une grande voie ouverte à la certitude de l'art de
connaitre et de guérir les maladies , ou à la détermination irrécusable d'une maladie quelconque. C'est
à l'examen de l'ordre successif des phénomènes ,
et à la méthode analytique, qui y est attachée, que
M. Barthez doit la supériorité de sa logique , en
médecine-pratique. Il adapte son traitement à la
liaison des faits ; et cet heureux procédé a jeté le
plus grand jour sur les curations.

XCIII. Ces éclaircissemens tirés des faits et traduits
en raisonnemens solides, servent d'intermédiaire ou
de passage, de l'examen du rapport des causes avec
les symptômes observés, à la considération du conflit
qui existe entre les causes individuelles et les causes
communes ; ils peuvent donc faire naitre d'utiles
questions : en liant ce dernier aperçu avec la suite
de ce discours , je suis conduit à rechercher comment on peut découvrir le conflit précité ; et
comment il peut servir à la détermination d'une maladie nouvelle ou d'un cas douteux.

XCIV. En réfléchissant sur les paragraphes antérieurs , on voit bien clairement que la cause matérielle
agit , quelquefois, avec lenteur , et d'autres fois avec
une fort grande activité : on voit egalement que chez
les uns , l'atteinte directe est exprimée d'une ma-

nière obscure et incertaine, tandis que l'irradiation subséquente sur d'autres appareils produit des effets profonds et soutenus : ce phénomène n'est pas un effet sans cause. Il annonce nécessairement plusieurs choses : ou que la cause matérielle est de nature à pouvoir exercer sur l'organisme une action générale successivement dirigée sur plusieurs appareils ; ou qu'elle exerce d'abord directement une influence mal-faisante , sur des appareils déterminés en raison de la manière dont elle est portée dans le corps ; et en raison de l'affinité d'excitabilité et d'excitation qui existe entre cette cause et l'organe directement affecté. Il n'est pas nécessaire d'ajouter ici, pour l'intelligence de ma troisième supposition , que tel excitant ou stimulant est excitateur d'un appareil, et n'éveille point la vitalité de tels autres. Ce phé-nomène peut faire conjecturer encore que cette cause matérielle est modifiée , dans son influx direct ou sympathique , par l'âge , le sexe , l'idiosyncrasie. etc.

XVC. La première supposition me paraît ébranlée, en ce que , si l'influence était toujours générale , les remèdes employés contre tous les symptômes prédo-minans , détruiraient une partie de la cause , et la gravité du mal céderait à la continuité d'une méthode empirique. Mais , tel est le triste aveu de notre longue expérience ou de nos réflexions , que les phénomènes sympathiques donnent souvent la mort, et que les remèdes dirigés contre les symptômes , sont toujours infructueux , s'ils n'aggravent pas ces phénomènes inexplicables. N'a-t-on pas vu souvent

des hémorrhagies nazales résister à tous nos astrin-
gens, se terminer par la mort, quoiqu'elles fussent
sympathiques, et produites par la diathèse vermineuse ? N'a-t-on pas vu des convulsions produites
par des saburres, être aggravées par les calmans ;
et des apparences de maladies saburrales, transformées en symptômes désastreux, par l'usage des
évacuans ?

XCVI. Il est probable que la manière dont la
cause matérielle arrive à l'économie, exerce, sur
l'affection directe de quelque organe spécial, une
Influence marquée ; mais cette influence doit être
subordonnée au genre des fonctions qu'exerce cet
organe, ou à la nature des fluides ou des solides
qui entrent dans la composition de l'appareil auquel
cet organe appartient. Cette influence peut être également modifiée, altérée ou favorisée par des causes
individuelles ou prédisposantee internes. Ces opinions
doivent être expliquées. Quand les ravages d'une
épidémie portent constamment ou en raison d'une
détermination absolue, sur l'appareil pulmonaire, avant
qu'on quisse regarder l'affection des poumon comme
effet d'une métastase critique, on peut croire, avec
toute la probabilité possible, que la matière de la
maladie est plutôt dans l'air que dans les alimens,
dans la boisson ou dans d'autres voyes de contact
et de transport : quand, au contraire, les premiers
phénomènes d'une maladie anomale ou populaire se
montrent communément sur l'appareil gastrique, et
par premières atteintes, on doit supposer que s'

cause est dans les alimens ou dans les boissons, plutôt que dans l'air.

XCVII. Lorsqu'une maladie attaque inopinément, et se montre dans des atteintes nerveuses ou fébriles très-intenses, on doit, et on peut penser que la cause est inhérente au système sanguin et au fluide nerveux ; mais il est bien difficile, sur-tout, quand l'ordre de succession n'est pas apparent, de dire, par quelle voie la cause matérielle a été portée dans le sang ou dans le fluide nerveux. Baillou, qui a divisé les fièvres en sanguines et en gastriques, et qui, partant de ces distinctions, a prescrit, comme administration presque bien indiquée, l'usage des évacuans sanguins ou gastriques, me paraît avoir établi un précepte trop général. Car l'affection subite des nerfs et des vaisseaux est souvent tellement coïncidente qu'il faut savoir douter ; et ne pas agir avec précipitation. Je crois que dans ce cas, il faut consulter les causes individuelles, pour atteindre à un diagnostic moins incertain.

XCVIII. Je ne prétends pas que mes conjectures soient transformées en règles, parce que l'expérience viendrait attaquer la généralité du principe ; mais, je fonde mes opinions sur le raisonnement suivant : une cause matérielle qui imprimerait sur l'estomac ou sur les divers points de l'appareil gastrique, une première influence, s'annoncerait, chez la plupart, par quelque altération gastrique, avant qu'une lésion ultérieure se fît apercevoir sur d'autres appareils organiques ; tels que le respiratoire, le circulatoire ou le nerveux. Cette cause matérielle produirait, à coup sûr, une irritation, puisqu'on ne peut imaginer une cause étrangère agissaut sur des membranes, sans qu'il y ait irritation, flux d'humeurs, et dérangement de fonctions. Une congestion fatiguerait d'abord les viscères abdominaux, et quelque altération locale annoncerait le siége et la nature de la cause matérielle du mal: ces explications conviennent également aux affections directes du système pulmonaire: et quoique le système vasculaire et le système nerveux paraissent se plier, moins facilement, à nos explications, on aperçoit néanmoins que leur résistance n'est pas soutenue : or, on peut tirer quelques analogies utiles à la détermination d'une maladie nouvelle, de l'ordre de succession qu'observent les symptômes propres à la lésion d'un appareil spécial. On peut également emprunter quelques secours de la connaissance de la composition , et des fonctions , de l'organe primitivement affecté. Car le moyen , par lequel une cause a été introduite, fixant son siège direct, peut encore éclairer sur la connaissance matérielle de cette cause: partant de ce fait, on peut arriver jusqu'a neutraliser cette cause ou à réparer les désordres et les vices de composition , qu'elle aurait produit sur l'organisme.

XCIX. Pour discerner, dans un ensemble tumultueux de symptômes, ceux qui sont sympathiques d'avec ceux qui sont directs ; et pour arriver à une détermination qui ne peut être fondée que sur les phénomènes directs; il faudrait envisager encore,

sous un nouveau point de vue, l'ordre de succession
qui constitue un des élemens analogiques , d'où l'on
doit tirer la nature de la maladie : il faut, je crois,
donner une nouvelle extension à la division des
phénomènes gastriques, circulatoires, respiratoires et
nerveux, que nous avons examinés dans les paragraphes
antérieurs : il faut donc établir deux classes. La
première , renfermant les phénomènes gastriques et
respiratoires, indiquerait une cause matérielle encore
existante dans son premier foyer; la seconde, conte-
nant les phénomènes circulatoires et nerveux ,
indiquerait une cause matérielle passée dans les
secondes voies : la première appartiendrait aux maladies épidémiques gastriques , plus accessibles à nos
moyens ; la seconde renfermerait des maladies plus
graves , et plus rebelles à nos medications.

Ces distinctions étant faites , on conçoit aisément
qu'on pourra supposer la nature putride ou maligne
d'une atteinte épidémique ; lorsque, sans prodrômes sensibles ou sans cause manifeste , on observera une affection circulatoire ou nerveuse subitement grave. On
pourra alors supposer, en conciliant la doctrine des
humoristes avec celle des solidistes, que la cause matérielle , n'étant pas en affinité avec les humeurs gastriques ou bronchiques n'a pu se combiner avec elles
pour former un composé morbifique ; et qu'elle a
été enchaînée dans les secondes voies, où elle a agi
par des excitations désordonnées, et produit ces symptômes graves, en raison de certaines modifications
matérielles, dont nous ne pouvons déterminer préci-

sément la nature; parce que la composition actuelle des
humeurs altérées, ou causes matériélles composées
échappe à nos moyens directs d'analyse.

C. Poussant plus loin notre doctrine sur les avantages analogiques, qu'on peut retirer de la succession
des faits, pour arriver à la détermination d'une maladie,
inconnue; nous pourrions encore observer avec soin,
si la première influence d'une cause portée dans les
premières voies, a annoncé une impression fortifiante,
tonique, ou une impression atonique; c'est-à-dire, qu'il
faudrait examiner si les propriétés vitales du système
circulatoire, ont été exaltées ou déprimées. On peut, à
cet égard, consulter Sanctorius et Barthez, pour la distinction des forces opprimées ou des forces résoutes.

CI. Arrivant à la troisième supposition, nous avons
à rechercher pourquoi une même cause attaque, comme
par choix, quelques sujets particuliers; pourquoi l'ordre
de succession des phénomènes commence chez les uns
par un appareil, chez les autres par un autre; comment ces différences apparentes peuvent cependant
fournir quelques analogies à la détermination d'une
maladie.

CII. J'avoue qu'en mésurant des yeux de l'esprit,
l'espace qu'occupe la question sur l'analogie, je trouve,
de nouveau, que le problème serait presque insoluble,
si, par une détermination explicative, la Société de
Montpellier, n'avait précisé la direction de son problème vers les épidémies, comme elle l'a positivement
annoncé dans son programme de la séance publique,
du 17 Mai 1806. Ce n'est pas toutefois que les prin-

cipes de solution ne puissent être appliqués à des maladies inconnues, ou à quelques lésions organiques douteuses ; mais, je pense que l'application aux épidémies est l'objet le plus important du problème.

CIII. Nous avons posé en fait, qu'une même cause peut produire sur divers individus des symptômes différens, et nous avons proposé l'exemple des vers, qui produisent ,chez les uns, la léthargie, chez d'autres des convulsions et des spasmes : cette différence ne tient pas à la nature de la cause matérielle, mais bien à la nature des causes prédisposantes ou internes. En effet, une même cause produira chez un individu sanguin une affection fébrile, chez un nerveux une attaque nerveuse. Mais, dira-ton, si un tempérament sanguin ou nerveux dispose aux maladies sanguines ou nerveuses, il doit s'ensuivre qu'une maladie sanguine attaquera difficilement un sujet nerveux, et *vice versâ*. Nous voici arrivés à la considération du conflit des causes ou de leurs réactions mutuelles. On doit apercevoir de nouveau, ici, que nos propositions et nos recherches sont coordonnées et liées d'une manière si étroite, qu'il faut nécessairement ne pas faire un pas hors du plan, pour ne pas perdre absolument de vue, le but qu'on propose à nos éfforts.

Le tempérament muqueux ou bilieux, l'âge d'enfance ou celui de retour, les passions tristes, un séjour dans des lieux marécageux ou insalubres, un régime relâchant, disposent, je l'avoue, aux maladies gastriques ; comme un tempérament sanguin, l'âge de puberté, l'habitation des lieux chauds et relevés, une diète nourrissante, les passions vives, disposent aux maladies sanguines; comme, encore l'âge consistant, des travaux, soutenus, des passions tristes, des études prolongées disposent aux maladies nerveuses : il est dans mes principes de faire entrer la considération des causes prédisposantes précitées ; comme élément essentiel, dans la détermination d'une maladie. Ma théorie, d'accord ici, comme ailleurs avec l'expérience, exige qu'on déduise une détermination de maladie, plus des causes matérielles ou prédisposantes, que des symptômes même les plus graves. Les causes matérielles ne sont pas immuables ; les causes prédisposantes peuvent dégénérer. Cette dernière proposition réclame des détails probatifs ; parce qu'elle peut renfermer des principes applicables à la détermination que nous cherchons.

CIV. Les causes matérielles ne sont pas immuables, puisqu'elles peuvent être augmentées par des circonstances postérieures à l'époque de la première influence ; mais cette altération, qui peut aggraver ou diminuer une maladie, n'en change pas la nature au point de donner lieu à une méprise dangereuse de la part du praticien ou de l'observateur ; car, si une cause matérielle se combine avec une cause homogène, il n'en résultera pas le même effet, que si elle se combine avec une cause qui la neutralise, ou qui change les effets vitaux qu'elle doit susciter.

CV. Les causes prédisposantes peuvent dégénérer ; et un individu peut offrir au clinicien des dispositions à une maladie par excès de ton, ou par débilité, par dégénérescence ou par cacochymie ; quand, dans le fait, sa constitution actuelle le dispose aux maladies tout-à-fait opposées à celles qu'on supposait devoir lui être plus habituelles. L'explication de ces fausses apparences, se trouvera au paragraphe destiné au discernement des forces radicales et des forces agissantes.

CVI. Je n'appliquerai pas ces opinions à toutes les causes prédisposantes ; je me bornerai à l'appliquer aux tempéramens ; et d'abord, je n'établirai, relativement à la question, que deux ordres de tempérament, déduits de l'état anatomique des corps vivans, de la nature des fonctions physiologiques, de la classification des phénomènes pathologiques : 1.o le tempérament sanguin, qui se montre le premier dans l'embrion qui s'organise ; 2.o le tempérament nerveux, qui succède immédiatement au premier. Ces deux ordres successifs peuvent donner lieu à diverses espèces; et concilier les classifications diverses des physiologistes, dont la doctrine qui explique les fonctions par des mouvemens correspondans et alternatifs des systèmes nerveux et vasculaires, me paraît reposer sur de solides bases.

Le tempérament nerveux reconnaît en sous-ordres, le tempérament sensitif, qui dispose à une grande susceptibilité et à des sensations vives et fréquentes; le tempérament musculaire, qui dispose aux efforts physiques, aux contractions fortes, aux spasmes ; le tempérament pituiteux, où l'on observe une diminution notable dans les facultés motrices et sensitives.

Le tempérament sanguin me paraît renfermer le tempérament bilieux, par une disposition vasculaire, qui, dans le foie, favorise une plus plus grande sécrétion de la bile, etc., etc. Pour reconnaître la justessse de ma détermination, il faut remarquer que le tempérament sanguin, altéré par des pertes excessives, dégénère en tempérament nerveux, puisque l'extrême sensibilité nerveuse se lie avec les pertes sanguines, et *vice versâ*. Il est bien clair, que j'ai dû adopter cette restriction, puisque le point qui commence la chaîne est celui qui la ferme.

CVII. Pour faire sentir, ensuite, comment les tempéramens, considérés dans leur rapport avec les causes prédisposantes aux maladies, peuvent dégénérer; je prendai d'abord un exemple dans des faits d'un autre ordre : je montrerai comment les forces génératrices offrent des aspects illusoires : j'appliquerai, par extension, les principes aux tempéramens.

CVIII. Les physiologistes, qui ont si souvent parlé des forces constitutionelles ou virtuelles, et des forces agissantes, n'ont pas bien spécifié les cas propres à faire connaître leurs idées. Je crois trouver dans les forces génitales un exemple satisfaisant. Un homme ou une femme, qui seront restés dans une longue continence, sont souvent difficiles à émouvoir : leurs inclinations amoureuses semblent éteintes ; leurs désirs sont moins fréquens. Cette espèce de tiédeur est en raison du temps qu'ils ont mis à ne pas satisfaire ou à ne pas réveiller leurs penchans. Il est certain que, dans ce cas, leurs forces génitales radicales sont augmen-

tées. Par opposition , un homme et une femme ,
livrés depuis quelque temps , à des excitations journa-
lières , ont des besoins sans cesse renaissans , des
désirs qui se succèdent avec rapidité : la plus légère
cause , la circonstance la plus minutieuse , les irrite ,
les agace et les entraîne , malgré leur raison (qui
n'est à mes yeux qu'un instinct conservateur) , à une
copulation répétée : il est pourtant vrai que , dans
ces sujets , les forces génitales radicales sont diminuées.

CIX. Dans les premiers , les forces radicales seront
augmentées et les forces agissantes seront diminuées ;
dans les seconds , les forces agisssantes seront diminuées ,
et les agissantes seront augmentées : or , les forces génitales actuelles , sont dans la plupart des cas , la mesure
de l'énergie vitale : j'établis donc , d'après cela , que
les apparences des forces peuvent être illusoires ,
et propres à nous conduire à l'erreur , quand nous
prenons les apparences pour expression de causes prédisposantes. Or , la prédominance des dispositions à
l'acte , se lie étroitement au développement irrécusable
des forces nerveuses ou circulatoires : comme la tiédeur
coïncide avec le moindre développement de ces forces ;
d'où je conclus par extension , que mes applications des
forces radicales ou agissantes au système générateur contient les circonstances applicables aux tempéramens pri-
mordiaux.

CX. Telle est , je crois , la manière dont envisage
la doctrine pratique des forces radicales et des forces
aissgantes , le savant Barthez , dont les idées ont
souvent une telle profondeur qu'il faut les commenter,

pour les rendre applicables aux faits. L'application
de cette manière d'expliquer, aux tempéramens considérés comme représentant l'état de force ou d'inertie
vitales, est conséquemment facile à faire. Il faudra ,
dans l'examen des influences que les tempéramens
exercent sur une maladie, noter avec le plus grand
soin , si cette énergie est grande en forces radicales
ou en forces agissantes. Dans le premier cas , on
induira des symptômes actuels au caractère tonique
d'une maladie ; dans le second cas , on induira de
ces symptômes à l'existence d'une diathèse par débilité, ou par défaut d'énergie vitale. Je dois rappeler
de nouveau que je raisonne dans la supposition
d'une diathèse incertaine ou d'un cas douteux , et
qne , d'après cela , les désordres de l'organisme ou
les dégénérescences sont hors de l'objet de mes
réflexions et de mes recherches.

CXI. En réduisant à deux ordres, les tempéramens
que l'on avait beauconp multipliés ; j'ai peut-être ,
abusé du droit de généraliser nos connaissances :
mais cet abus n'est point dangereux , puisque les
sous-ordres que j'ai reconnus, supportent l'application
du calcul des forces agissantes et des forces radicales,
considérées comme réciproquement appréciables. En
effet , l'homme d'études , habitué à de fréquentes
excitations cérébrales, est plus exposé que tout autre ,
à périr sous les formes apoplectiques , à éprouver des
crispations nerveuses atoniques, à éprouver les accès de
la stupeur intellectuelle : les œuvres de Tissot , donnent les commentaires de ces propositions générales.

L'homme, terrassier ou habitué à des actions musculaires continuelles et vigoureuses, périt sous une prostration complète et qui résiste à l'énergie des stimulans les plus directs : Barthez me fournit ce texte : ses nouveaux élémens renferment des faits concluans. L'homme sanguin, habitué à certaines efflorescences cutanées, à divers accès inflammatoires, éprouve-t-il une fièvre phlogistique, une phlegmasie locale ? Cette maladie poursuit, il est vrai, ses périodes avec vitesse ; mais elle dégénère fréquemment en asthénie, quand on néglige les moyens curatifs relâchans ou tempérans, etc. Les Browniens, pour expliquer une contradiction apparente, feront intervenir une faiblesse indirecte, et je ne réclamerai pas contre leur doctrine, puisque le fait l'aura confirmée : je ne dis pas que l'exercice de la pensée, ne donne quelquefois de l'énergie ; je ne dis pas contradictoirement avec Bichat, que l'exercice des muscles n'ajoute à leur force radicale ; je ne dis pas qu'un tempérament sanguin exalté soit une prédisposition atonique, mais je dis que le praticien doit distinguer avec soin, si l'exercice de la pensée, de la locomotion, et des autres fonctions, n'est point allé jusqu'à excéder les forces constitutionnelles du cerveau, des muscles, etc.

Les résultats naturels ou artificiels dans toutes ces circonstances, dépendent de ce que les forces, étant en apparence fort actives, sont réellement peu énergiques. L'examen, l'appréciation de ces différens points pourraient fournir, à un livre, de faits bien observés, des pages fécondes en heureux résultats

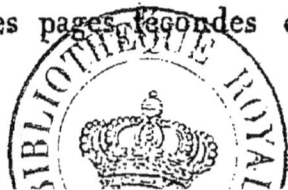

7

ce livre serait d'une utilité incontestable ; mais il offrirait de bien grandes difficultés.

CXII. Les faits constatent, sanctionnent, confirment cette doctrine. On trouve que les fièvres inflammatoires dégénèrent facilement en fièvres putrides ; les fièvres bilieuses en fièvre inflammatoires générales ; les fièvres pituiteuses en fièvres malignes. Il serait superflu d'apporter des preuves de ces changemens : on peut consulter à cet égard , et sans exception , tous les traités de fièvres. Ces vicissitudes sont bien souvent l'effet des traitemens inopportuns , comme l'ont remarqué Lentinus , Sarcone, etc. Mais ces traitemens inopportuns sont eux-mêmes la funeste conséquence de ce qu'on ne discerne pas , ou que, du moins, on ne cherche pas à discerner avec soin , si les forces générales ou particulières sont énergiques en puissances radicales , ou en puissances actives et actuelles.

CXIII. Quand je dis que les maladies dégénèrent je n'entends pas qu'elles se transforment , comme elles le font dans la succession des diverses formes morbifiques que j'ai assignées , ou dans le changement de type. Cette succession peut annoncer que les divers appareils sont en corrélation , en concours de fonctions pathologiques. Ce changement de type peut indiquer que les causes ont été transportées d'un appareil à un autre ; mais elles n'indiquent pas régulièrement un changement survenu dans la nature de la maladie .

CXIV. Ce n'est pas, toutefois, que la manière dont

s'annoncent d'abord les maladies , ne puisse faire induire à leur nature , surtout relativement à la contagion ; car , Willis observe que la contagion attaque le
fluide nerveux avant le sang , d'où résultent des délires
et des convulsions , antérieurs à tout autre symptôme ;
Willis et Sarcone , Pringle et Huxham , semblent
penser que les miasmes contagieux agissent par une
volatilité qui leur est propre ; ou , en d'autres termes,
à l'aide de leur affinité , d'abord avec le calorique , et
ensuite avec le fluide des nerfs. Dans ces divers cas , la
résolution des forces étant subite , et générale à toutes
les constitutions , (puisqu'elle résulte d'une affinité
d'élection que notre organisme ne peut vaincre,
selon l'expérience,) il est complètement inutile de
calculer les rapports des forces agissantes avec les forces
radicales. Mais ces faits même fournissent de nouvelles
preuves à ma doctrine , sur les principes analogiques,
qu'on peut déduire de l'ordre de succession ou du
mode d'invasion des phénomènes de la maladie. L'on
peut néanmoins étendre ce calcul aux forces , pour discerner, par exemple , s'il faut traiter une affection
putride par les acides minéraux , donnés même aux
doses supérieures à celles que Tissot a tacitement indiquées dans son avis au peuple ; s'il faut traiter cette
affection par la méthode incendiaire et vigoureusement
sudorifique ; et s'il faut la traiter par cette méthode que
Bertin , Jones , Frank, appellent directement stimulante
ou énergiquement excitante , à l'aide des stimulans
diffusibles.

CXV. Il serait peu raisonnable de ne pas avouer

qu'on peut , dans l'exploration d'une maladie nouvelle ou inconnue , dans le traitement d'un cas douteux , ou dans la recherche d'une bonne méthode curative, commettre de grandes méprises, même en cherchant à les éviter. Pour parer à cet inconvénient, il existe, outre l'ordre de succession, l'époque de l'invasion , le conflit des causes , et le calcul des forces agissantes et des forces radicales, un quatrième élément pathologique : c'est le résultat des moyens curatifs naturels ou artificiels : c'est-à-dire , qu'après avoir interprété la nature, il faut l'interroger pour reconnaître si on l'a bien entendue. Or , comme dans les diathèses incertaines ou indépendantes d'une cause actuellement connue ou d'une cause appréciable , les essences des maladies consistent dans l'épuisement , l'oppression ou l'exaltation des propriétés et des forces vitales ; il suit nécessairement qu'on doit 1.º attacher l'idée certaine d'un résultat tonique au développement actuel , naturel ou artificiel des forces de tous les systèmes ou d'un développement réciproque proportionnel entre divers systèmes majeurs; et 2.ᵉ l'idée probable d'un résultat atonique à un développement partiel de quelques appareils particuliers, coïncidant avec l'oppression simultanée des autres appareils importans.

CXVI. Ces considérations pathologiques résultent de ce que, dans l'état de santé, l'active et régulière énergie d'un système de forces particulières , imprimant une énergie analogue aux autres systèmes; il doit en être de même dans l'état de maladie ou

dans celui de convalescence. L'art d'interroger la
nature, par des tentatives discrètes, constitue le talent
instinctif du vrai médecin et de l'homme de génie.
C'est à l'aide de cette opinion, que, dans le traitement d'une maladie aiguë, on pourrait distinguer si
la détente, qui accompagne immédiatement l'affaiblis-
sement de l'irritation, est une marque de coction
et de dégénérescence asthénique ; elle peut même
servir à distinguer si une crise sera suffisante ou
incomplète : dans le premier cas, le travail critique
d'un organe coïncidera avec le retour d'énergie des
autres organes ; dans le second, ce travail coïncidera
avec l'affaissement du ressort des autres organes. On
peut former des objections contre cette doctrine :
je me les suis proposées ; je les ai discutées, et
pourtant j'ai écrit ces propositions.

CXVII. Les principes, les recherches, les discussions et les raisonnemens de la première partie,
étant établis, appliquons-les à une affection épidémique
ou à un cas douteux. D'abord l'analogie ou la co-
existence des rapports entre les divers élémens
morbifiques que j'ai exposées, s'applique autant à l'étude
d'une maladie anomale ou seule, qu'à la détermination d'une maladie populaire ou générale, ou à la
notion complexe de deux maladies comparées.

Si, d'après ces principes, j'avais à déterminer, à
l'aide des analogies, une maladie populaire peu connue ; après avoir raisonné sur les causes météologiques, locales, endémiques et passagères, j'appliquerais
mes principes, ainsi qu'il suit :

Partant des sensations immédiates fournies par les symptômes actuels , j'établirais , parmi elles , les distinctions relatives aux quatre classes que j'ai indiquées , afin de reconnaître quels sont les appareils organiques plus actuellement lésés : joignant ensuite les idées immédiates aux sensations mémoratives , je rechercherais l'époque diurne de l'invasion , ou de la première apparition des symptômes ; je noterais si les phénomènes circulatoires ou nerveux se sont montrés sans prodromes et subitement , pour établir le caractère contagieux ou putride de la maladie populaire. J'examinerais , ensuite , dans quel ordre , les faits pathologiques se sont succédés ; j'appliquerais à ces faits mes idées sur le conflit des causes , et mes calculs sur les forces radicales et les forces agissantes ; et je confirmerais ma détermination par l'observation des résultats naturels ou artificiels. Après ces premiers procédés , ramenant l'attention sur chacun des élémens pathologiques que j'aurais précédemment étudié , je chercherais dans les sensations inductives , la vérité des rapports que j'aurais cru découvrir entre les sensations immédiates produites par les symptômes, et les sensations mémoratives, fournies par un examen successif et régulier des divers élémens de la maladie.

CXVIII. Les déterminations , que j'aurais déduites de l'étude d'une maladie individuelle , seraient le point de départ pour la découverte des analogies qui lieraient les maladies considérées en général : et j'adopterais cette maxime ; « que la cause matérielle de la » maladie épidémique , pouvant être une et *sui generis* ,

« les modifications, que j'observerais sur les individus,
« devraient être produites par des causes individuelles.
Partant de cette règle, j'affirmerais l'identité de deux
cas comparés, lorsque, indépendamment de la dissi-
militude des symptômes actuels, je pourrais découvrir
des analogies positives entre les autres élémens pathologiques étudiés à l'aide de l'induction.

Ces modes d'application de la théorie aux faits,
contiennent le résumé ou la conclusion de ce que
j'ai dit depuis le paragraphe XXXI, jusqu'au paragraphe
CXVIII. Je puis me dispenser de faire ici des conclusions particulières.

CXIX. Pour prouver, néanmoins, l'utilité de ma
théorie propre sur l'analogie médicale, considérée
isolément, et dans une seule maladie, ou générale-
ment et dans ses rapports avec les maladies comparées; je vais l'appliquer, dans un paragraphe destiné
à la confirmation des principes, 1.º, aux détermination, des maladies inconnues; 2.º, aux déterminations
d'une épidémie spéciale ; 3.º aux déterminations des
maladies viruleuses douteuses. J'indiquerai d'abord
ce qu'il faut entendre par détermination d'une maladie.

Nous avons prouvé, par la première partie, que
si les analogies étaient déduites du concours des
sensations immédiates et des sensations inductives,
on pourrait conclure à une indentité de faits; jusqu'au
point où de nouvelles causes viendraient imprimer
aux faits un nouveau caractère. Ce que nous avons
dit des faits, considérés comme objets de métaphysique, peut sappliquer à l'action pathologique.

CXX. En effet , tant qu'une maladie ne changera pas d'élémens , de paroxismes , de successions , de résultats , ce sera une preuve qu'elle conservera la nature première. Jusques-là, l'analogie sera un guide sûr , soit pour la détermination d'une maladie inconnue ou d'un fait douteux , soit pour la fixation d'une méthode curative , propre à deux cas comparés Ces propositions exigent quelques preuves, ou du moins, semblent demander quelques éclaircissemens.

CXXI. Le professeur Cullen borne les fièvres sanguines aux inflammatoires et aux putrides : il base la détermination sur ce que la continuité des mou-vemens fébriles indique la présence actuelle de la cause matérielle dans le système vasculaire. Son opinion était celle de bien de ses prédécesseurs ; elle est celle de beaucoup de médecins praticiens, ou écrivains postérieurs au médecin d'Edimbourg. Si l'on admet ce principe, il faudra reconnaître qu'un changement dans l'ordre temporaire des paroxismes de rémittence ou d'intermittence , annonce que la matière morbifique est dans les premières ou dans les secondes voies. Mais , comme les phénomènes circulatoires peuvent être des affections non-directes, il est naturel de penser que la nature d'une maladie ne s'exprime pas toujours dans ce changement de la continuité en intermittence : néanmoins , quand les élémens accessoires confirment l'idée d'une cause répandue dans le sang, ou déposée sur les premières voies , la variation des types vasculaires, annonce un changement dans la nature du mal ; et rend indispensable une modification dans le traitement : d'après ces notions , il est évident qu'une affection qu'il fallait combattre par des toniques ou des saignées , devient attaquable par des évacuans , ou même par des révulsifs. Quelquefois , les administrations des remèdes qui produisaient un effet , commencent à produire un effet contraire ; dans ce cas , cet élément pathologique, indiquant un changement dans la nature de la maladie , montre l'insuffisance des analogies antérieures , pour la détermination de la maladie actuelle concomitante , ou complicante.

Il faut également mettre au rang des causes , qui déterminent le point auquel les analogies ne peuvent plus être pour nous un guide sûr , les virus acquis ou héréditaires , qui manifestent leur présence, dans le cours d'une maladie générale , et qui donnent à celle-ci de nouveaux caractères , et , par là , méritent de nouvelles déterminations ; mais ces déterminations sont faciles à établir , puisqu'elles reposent sur des phénomènes qui portent avec eux un caractère de certitude et d'évidence : alors elles se trouvent hors du cadre où nous devons renfermer nos expositions.

Or , il est de notoriété médicale, qu'une diathèse viruleuse peut être cachée , et ne se manifester, qu'après une violente excitation nerveuse, telle qu'une colere , une chutte , un effroi et une maladie grave: cette opinion n'est point une contradiction avec l'idée probable, qu'une maladie inflammatoire , peut anéantir ou détruire une maladie viruleuse co-existante , et non manifeste.

CXXII. Dans certains cas, il survient à la suite d'une maladie quelques épiphénomènes qui requièrent un changement dans la méthode curative, et une administration prompte contre ces épiphénomènes ; mais cette circonstance accidentelle n'annonce pas un changement dans la nature de la maladie ; quand des remèdes, employés empiriquement contre ces épiphénomènes, les détruisent complettement.

CXXIII. Les règles générales, qui, dans l'application de l'analogie à la médecine, doivent permettre d'en étendre ou d'en limiter l'usage, ne sauraient être bien tracées, qu'en distinguant les analogies individuelles ou les analogies comparatives ; c'est à-dire, qu'il faut considérer l'analogie recherchée dans les rapports des élémens d'une maladie seule, ou dans la comparaison de deux maladies, mais ces règles générales étant le résumé de notre travail sur l'analogie, je pense que c'est dans la conclusion qu'il faut les exposer, ou les faire connaitre ; au reste, la première partie du problème en contient tout l'esprit et toute l'importance : quand on a effectivement trouvé, par quels procédés d'analogie on doit déterminer la nature, ou l'essence d'une maladie nouvelle, inconnue ou douteuse, on a prouvé également jusqu'à quel point elle peut nous bien conduire, etc. Je ne dois pas imaginer, conséquemment, que nos juges se refusent à admettre que les conséquences directes des principes de la première partie, sont la réponse évidente et suffisante des propositions qui constituent la deuxième et la troisième partie du problème entier : je puis donc ne pas transcrire des développemens successifs ou explicatifs qui seraient superflus

Il est nécessaire de rappeler les conséquences que nous avons obtenues, avant de nous livrer à la confirmation des faits.

CXXIV. En réunissant les principes établis par des recherches ou par des discussions philosophiques, autant que par l'analyse, l'exposition et les explications de faits de pratique particuliers ou généraux, relativement à la nature et à la marche de la méthode analogique, appliquée à l'observation des attributs ou à l'explication des faits, et à la détermination des maladies, il résulte que les analogies ou identités, observées sur les divers sujets de nos études, sont de plusieurs sortes, et qu'elles ont des résultats particuliers, en passant d'une science à une autre; c'est-à-dire, à mesure que l'esprit de recherches a pour but la nomenclature et la classification de quelques états immédiatement sensibles, ou l'explication de quelques actes ou de quelques fonctions complexes, en raison de plusieurs élémens distincts.

CXXV. Que l'oubli de la non-observation de ces différences, déduites autant de la nature des faits étudiés, que de l'exercice de nos facultés rationnelles, ont produit ou pourraient produire les plus funestes résultats, en faisant donner, pour constans et immuables, des faits variables, en raison des causes qui les produisent ; c'est-à-dire, qu'une classification de faits explicables, fondée exclusivement sur des phénomènes actuels, serait vicieuse, illusoire et dangereuse, parce

qu'elle serait contraire à ce principe, « que, dans
» l'explication des faits, il faut combiner l'empirisme
» rationnel avec le dogmatisme expérimental ».

CXXVI. Que l'oubli précité résulte lui-même de
ce que, abusant de la métaphysique, au lieu d'emprunter
de cette science générale des lumières et des principes,
on a confondu, par une logique pervertie, les sensations immédiates et expérimentales, avec les sensations
inductives ou réfléchies.

CXXVII. Que les unes fournissent des analogies d'attributs actuels et inactifs, repoussent les idées d'activité
propre ou communiquée, comprise dans l'essence de
la maladie; que les autres fournissent des analogies
des fonctions, parmi lesquelles la maladie occupe les
premiers rangs; et qu'elles se déduisent moins de faits
absolus que de faits antérieurs, de connaissances inductives et de raisonnemens solides.

Que les analogies pathologiques, déduites immédiatement de la comparaison des phénomènes actuels,
sont conséquemment trompeuses, souvent fausses;
qu'elles produisent les plus grandes méprises, et qu'elles
sont la cause des erreurs de pratique, depuis long-temps
déplorées, quoique peu aperçues.

CXXIX. Que les analogies les plus utiles, les plus
propres à donner à l'art de connaître et de guérir
les maladies individuelles ou généralisées, de solides
principes, sont celles qui, portant sur l'ensemble du
fait pathologique, considéré depuis son développement
jusqu'à sa terminaison, se rattachent directement au
discernement des causes maladives communes ou propres

et répondent aux vues du programme, proposé en 1806, sur la question de savoir s'il est plus utile d'appliquer l'analyse aux causes qu'aux symptômes..

CXXX. Que la solution du problème actuel, répond, en partie, à celui de 1806, parce que la question sur l'analogie est la suite de celle sur l'analyse, d'après cet axiome philosophique de Bacon et de ses sectateurs, que *l'analogie est le résultat de l'analyse, et le principe de l'induction.*

CXXXI. D'après ces principes, et transcrivant l'explication des faits, nous faisons, aux diverses questions du problème, les réponses suivantes :

L'analogie, dans la majeure partie des causes expérimentales, capables de produire une maladie, d'en favoriser le développement individuel, permet d'établir une identité de nature, ou un *principe commun d'indications* entre une maladie connue et donnée, et une maladie nouvelle ou un cas douteux : cette identité est d'une telle influence, qu'elle permet de transférer, dans la maladie actuelle, la méthode curative heureusement employée dans un premier cas semblable et comparé, malgré la dissemblance des signes.

Cette analogie, ou cette identité de nature et d'indication, est un guide sûr, jusqu'au point où la maladie nouvelle et le cas douteux ne sont pas altérés ou modifiés par de nouvelles causes capables de changer la nature de la maladie première ; car, dans ce dernier cas, la nouvelle maladie résultante serait un tout complexe, qui requerrait l'emploi des méthodes curatives analytiques ; en examinant, toutefois, si l'influence

des dernières causes, sur les premières, ne pourrait
être balancée ou détruite par une méthode actuellement empirique contre ces dernières causes.

Les règles générales de l'analogie pathologique ou
médicale, qui permettent de limiter ou d'étendre
l'usage pratique des identités, consistent, 1.º, à appliquer les recherches analogiques à la connaissance des
causes extérieures communes, ou matérielles, autant
qu'à celle des causes prédisposantes, individuelles,
ou propres, mais moins qu'à celle des causes propres
de guérison, parce que, dans bien des cas, la
théorie des forces médicatrices, ou d'un principe
intime de conservation, est insuffisante, et donne des
règles d'une expectation fatale : 2.º, à se décider sur
la nature d'une maladie, quand les principes analogiques, au nombre desquels les effets des médicamens
employés, sont importans, deviennent nombreux, et
sont exactement précisés ; 3.º, à se méfier des
analogies fournies par des symptômes qu'on n'a pu
rapporter à une cause matérielle ou propre, par l'association de l'analyse et de la synthèse, autant que
par les secours d'une bonne érudition : 4.º, enfin,
à ne pas prendre, pour des analogies salutaires, quelques aperçus illusoires, fournis par les vicissitudes
morbifiques, non dépendantes, néanmoins, de la co-ac-
tion d'une cause *sui generis*, telle qu'un venin,
un miasme, un vice héréditaire, ou un virus.

Donnons une nouvelle force à nos recherches, en
considérant de nouveaux faits.

TROISIEME PARTIE.

Application de faits épidémiques, à la confir-
mation de quelques principes idéologiques et
médicaux.

CXXXII. En lisant avec la plus grande attention
la première édition de mon traité, j'ai reconnu que
mes idées sont exactes; mais j'ai senti qu'on pourrait exiger
plus de clarté, ou de nouveaux développemens. A une
époque où une scrupuleuse exactitude paraît substituée
aux dogmes philosophiques, et aux théories abstraites,
il importe de confirmer ma doctrine et les dogmes,
par la dialectique physiologique avec laquelle on combat
aujourd'hui les dogmes savans ou la dialectique inductive. Il faut souvent partager le goût du moment,
pour pouvoir le rendre plus exquis ou plus pur.

En réfléchissant sur les épidémies que j'ai pu observer
dans ma pratique militaire ou civile ; et en raisonnant
comme je l'ai fait dans mon histoire épidémique,
publiée en 1808, ou en étudiant les histoires antérieures, je suis frappé d'une idée générale, et je m'arrête à un grand aperçu.

CXXXIII. Les descriptions des constitutions météoro-
logiques, qui, depuis Hippocrate, et par respect pour
la méthode de Cos, précèdent toutes les histoires,
sont de peu d'utilité pour ceux qui observent ou qui
traitent les épidémies.

Une variation subite de température, des météores
les formes diverses, des vents plus ou moins prédo-

minans, peuvent expliquer des maladies régnantes
pendant l'existence , ou peu après l'existence de ces
causes physiques. Mais l'esprit dégagé de prévention
n'aperçoit point les rapports divers d'effet à cause ,
qui existent entre les maladies populaires et les révolutions atmosphériques opposées qui se succèdent rapi-
dement.

Les constitutions endémiques , dépendantes de la
topographie , telles que celles du Latium , du Man-
touan , du Ferrarais , des Martigues , des Dombes ,
de Gravelines et de Rochefort, expliquent , ainsi que
celles qui produisent en Suisse , le crétinisme et le
gouêtre, comment l'organisme est modifié par des causes
locales persévérantes. Elles ne disent rien au-delà.

La seule induction qu'on puisse former , en comparant les constitutions aux maladies , c'est qu'elles
donnent à certaines parties des surfaces vivantes une
susceptibilité insolite à développer des irritations qui ne
sont pas mieux précisées.

CXXXIV. Qu'après quelques prodromes, plus ou
moins graves, on voie régner épidémiquement , le croup
décrit par Culmann , de Haën et Velsen , et observé
ultérieurement par Sauvages , Sim, Rosen, etc; ou
toutes les irritations gastriques, hépatiques, utérines,
pulmonaires , ou vésicales , qui remplissent nos catha-
ralogies épidémiques , nous ne voyons jamais qu'une
irritation muqueuse , et une irritabilité insolite. Les
faits ne disent rien de plus.

Mille faits entassés , avec des noms d'auteurs, des
descriptions , des symptômes, des précis, de traitemens,

et des descriptions cadavériques, ne parlent pas mieux à la raison.

CXXXV. La seule idée générale et vraie, qui résulte de tous les faits particuliers, c'est que dans chaque épidémie une irritation se développe. Hippocrate, Sydenham, Sennert, Baillou, Baglivi et Piquers confirment cette idée d'une irritation grave, sur laquelle nos modernes ont beaucoup trop raisonné, malgré les découvertes anatomiques qui auraient dû fixer les raisonnemens.

L'irritation est médiate ou immédiate: immédiate, elle résulte de l'action d'une humeur viciée sur une surface, et dans une parenchime; médiate, elle résulte de l'action d'une cause matérielle, quoique inconnue sur une surface ou sur un parenchime.

L'examen visuel, et la nature des fonctions, prouvent que chaque surface ou chaque parenchime, se compose d'un réseau vasculeux, d'un système nerveux, ou d'un appareil lymphatico-glanduleux. Ces élémens enchaînés ou impliqués dans un tissu cellulaire qui les organise, suffisent aux fonctions de la vie.

CXXXVI. L'irritation, dont on peut présumer le mécanisme et les sympathies, mais dont on ne connaît la nature que par les résultats, ou par l'effet des médications qui l'ont anéantie; l'irritation, dis-je, est un genre d'affection morbide, dont les inflammations, les névroses, ou les altérations limphatiques sont des espèces. Lorsque le divin vieillard a dit qu'il faut d'abord calmer les irritations, il a ex-

8

primé un dogme général, sur lequel on s'appuie, en voulant déprécier celui qui l'a découvert.

Cette irritation *générique* me parait tellement féconde en idées justes, qu'en considérant l'inflammation, les névroses et les altérations lymphatiques, comme des *espèces*, j'applique à chacune de ses espèces une série de développemens pathologiques. En effet, l'inflammation, ou irritation sanguine suscite la fièvre, la chaleur, les sueurs ; comme la névrose suscite les spasmes, les convulsions et les douleurs ou la paralysie ; comme l'altération lymphatique est suivie, d'engorgement, de dépôts et d'abcès. On ne contestera point que l'abcès ne soit la crise d'une affection lymphatique, comme la douleur et la paralysie sont la crise d'une névrose, et comme la sueur est la crise d'une inflammation ou d'une fièvre : en étendant l'analogie, peut-être, verrait-on encore que les dépurans et les vésicatoires sont aux affections lymphatiques ce que les saignées et les analeptiques sont aux affections vasculaires, et ce que les anodins et les stimulans sont aux névroses. Je prie les médecins instruits, d'observer que la commotion électrique détruit la vie, en absorbant le fluide nerveux; qu'un poison bien connu, concrète subitement le sang ; et qu'un autre poison dissout promptement les fluides mucoso-lymphatiques. Or, dans chacun de ces cas, les systèmes contigus à ceux que la mort envahit, restent comme intacts, et meurent par connexion vitale ; ces faits, éclaircront l'ataxie.

CXXXVII. Admettons encore que vu la contiguité et la connexion des systèmes qui composent les sur-

faces et les parenchimes , vu le consensus dont Hippocrate a exprimé la loi dans la théorie de la nature, il
peut y avoir simultanéité *actuelle* de névroses, d'inflammations et d'altérations mucoso-lymphatiques dans
une maladie épidémique.

Mais , à la vue des faits que j'ai posés , étudions une
épidémie donnée : nous pourrons trouver le fil du
labyrinthe , et marcher avec moins de vaccillations ,
en nous éclairant de l'analyse. Nous pourrons expliquer, pourquoi, pendant une épidémie, des symptômes
tumultueux ou contradictoires , étonnent d'abord le
praticien , et le mettent à la merci de mille fluctua-
tions , de tâtonemens et d'incertitudes.

CXXXVIII. L'épidémie catarrhale qui a tour-à-tour
affligé la France, l'Allemagne, l'Italie, l'Espagne et le
Nord, tout en faisant excursion sur le nouveau monde ,
nous éclairera d'autant mieux , qu'elle s'accompaguait
d'épizooties. Ici , l'on ne peut admettre l'endémie ; et
d'autre part l'extension du fait sur des espèces domes-
tiquées , donne un nouveau degré d'importance à l'observation des maladies humaines.

Toutes les épidémies pourraient se confondre dans
le catarrhe ; suivant la pensée de M. Ozanam : car toutes
ont commencé par des irritations de la muqueuse
générale. Il ne faut pas une vaste érudition ou une logique
bien sévère, pour reconnaître ce fait; hors l'ataxie, dont
l'ordre successif est inverse et commence au cerveau.

En lisant avec soin, et en comparant sans idées
préconçues, les épidémies observées pendant l'époque
dont j'ai parlé , en France par Lépecq, Vandemonde,

Forestier, Léveillé, etc... dans le nord par Heberden, Pringle et Mertens, Stoll, Huxam; en Espagne, et en Italie, par Sarconne, Lansoni, Rosa et Villalba on trouve constamment que la première influence morbide se faisait sur la surface cutanée, d'où elle se répétait immédiatement sur la surface muqueuse. Il n'existait alors aucun rapport, entre une cause *sui generis*, et indéterminée qui agissait sur de vastes espaces, et pour ainsi dire par incursion arbitraire, et les prédispositions individuelles; car la maladie attaquait indifféremment sous tous les climats les individus de tout âge, de tout sexe, et de chaque tempérament, avant le développement de la fièvre ou des névroses.

CXXXIX. Il résulte néanmoins de l'observation, que chez des malades pris indifféremment parmi les individus précités, une première atteinte, n'était pas suivie de développemens fébriles, ou de symptômes nerveux. La maladie avortait à la suite d'une diaphorèse, produite par l'impression tonique du calorique sur la surface cutanée. Cette remarque paraît peu importante; mais elle l'est beaucoup par ses généralités. On remarque également, que chez des malades, où l'affection primitive de la surface cutanée, se répétait sur l'appareil muqueux, des selles spontanés, l'expectoration, un vomissement bilieux faisaient avorter la maladie.

CXL. Mais la nature médicatrice était d'autant plus aisément vaincue, que les malades, étaient sous des débilités particulières plus ou moins prononcées: les femmes, en gestation ou en couches dont l'appareil générateur ou péritonial était affaibli, ceux que des études soutennes, quelque chagrin prolongé, ou une mo-

bilité naturelle ou acquise rendaient plus impressionables;
ceux dont l'appareil vasculaire était frappé d'une débilité rélative; ceux enfin dont le système gastrique
était affaibli, par des alimens insolubles relâchans ou
peu abondans, étaient les premiers affectés, et les
premières victimes; mais peu tombaient en syderation.

CXLI. Ici, le rapport des époques d'invasion géné-
nérale, avec ceux des prédispositions individuelles,
impliquent l'idée complexe, d'une cause atonique générale, dont les débilités particulières de chaque malade,
a idaient l'action. Il est donc peu étonnant, que les femmes en couche, les phthisiques, les hommes d'étude, les
hommes tempérans, fussent pour ainsi dire des malades
choisis et dévoués: les gens d'étude, tombaient en ataxie.

Une vue générale, va résulter de ces aspects particuliers : c'est que les formes gastriques les plus graves,
les affections nerveuses les plus éffrayantes, les phénomènes circulatoires les plus alarmans, pouvaient
être les 3 formes *spécifique* ou individuelle, d'une irritation *générique*, dont la cause matérielle de l'épidémie ren-
fermoit l'élément générateur. Or, il est prouvé par les
faits, et chez tous les auteurs qui ont observé sous toutes
les latitudes, et chez des malades des tempéramens et
desidyosincrasies les plus opposés. 1.º Que des évacuans,
sagement administrés, ont été utiles chez les uns, et
dangereux chez les autres; que des calmans ont produit
un effet correspondant; que des émissions sanguines
ont été suivies de soulagement subit, ou de revers
surprenans. 2.º Que certaines crises spontanées, s'o-
péraient chez les uns, par la surdité, une espèce de
paralysie ou des douleurs; que des estaxis, des hé-

morroïdes fluentes, des éruptions pourprées, guérissaient quelques malades ; et que des urines jumanteuses, des selles fétides, des sueurs visqueuses, une expectoration de matières ténaces jugeaient les maladies, chez un grand nombre. La nouvelle doctrine, doit réfléchir devant les faits.

CXLII. Une grande vue clinique, quoique générale, résulte encore de l'expression particulière des faits: c'est que l'irritation dont Hippocrate a le premier et le plus savamment parlé, est *une* par son essence quoique multiple par ses formes, individuelles, (inflammatoire, gastrique, ou, nerveuse) donc elle se rattache à l'éclectisme, qui connaissant tous les systèmes applique à chaque individu, celui qui lui convient. L'éclectisme à pour caractère, d'être tout à la fois, la doctrine des forces médicatrices, celle des prédispositions, celle des observations successives, ou des résultats morbides ou médicateurs.

CXLIII. Raisonons sur les faits que nous avons trouvés dans l'épidémie générale que nous avons citée, et voyons, comment en observant l'ordre de succession des faits, et les prédispositions individuelles, nous pourrons appliquer nos analogies à la pratique : nous expliquerons les contradictions apparentes des pratiques personnelles. Et d'abord offrons à la pensée, comme un point matériel de comparaisons, un objet sur lequel on ne conteste plus : des collections vermineuses, un colluvies de matières âcres, des saburnes provenant de mucosités dépravées, produisent suivant les individus, des sympathies inflammatoires, des névroses vives et profondes, la gastrite et tous ses résultats ; or, on ne conteste point l'existence, des pleu-

résies , des dyssenteries , des cistites, des lombagies
vermineuses ; comme on ne conteste point les apoplexies
les douleurs , les épilepsies les paralysies saburrales
et nerveuses ; etc. , etc.... Cela posé suivons le cours
des irritations génériques , en raison des prédispositions nationales ou individuelles, acquises ou climatériques.

Etablissons les analogies ; nous expliquerons plus
aisément les différences, et la pratique s'éclairera.

CXLIV. Les Espagnols , et certains Américains, dont
on connait l'extérieur , les habitudes , les mœurs et
les maladies, portent une prédisposition aux irritations
gastro-hépatiques; les Anglais et les Français , dont l'extérieur , les passions et les excitations physiques sont
également analogues, semblent prédisposés aux affections
névroso-sanguines ; et les peuples du nord, qui à un
extérieur phlegmatique , joignent l'habitude des excitations gastriques , sont prédisposés à la gastricité et
à ses résultats. On pourrait appuyer ces faits par de
nouvelles analogies , en métant les Siamois et les
Mallois à côté des Anglais et des Français ; les Cala-
brois et quelques africains à côté des Espagnols ; les
Tartares de l'oxus à côté des Germains. On peut trouver
ces prédispositions arché-types , dans un Royaume,
dans une Province , dans une Ville. L'Italie centrale
offre peut-être la co-existence de ces diverses prédispositions; voilà pourquoi , ce peuple accueille , avec
quelque reconnaissance la méthode excitante de Brown
préconisée sur le tésin , la doctrine des calmans , si
utile à Baglivi , et l'extension de la méthode de
Stool , par quelques Professeurs de l'école de Pavie.

CXLV. A quelle époque annuelle , à quelle époque diurne , avec quelles circonstances se sont présentées les épidémies qui, tour-à-tour , ont affligé l'Europe, sous l'influence d'une cause *sui generis* , et indéterminée, qui me paraît être aux prédispositions ce que certains vices sont à quelques appareils ? Les fièvres jaunes ont sévi , sous la constitution humide et chaude de l'été tournant vers l'automne ; les fièvres muqueuses n'ont jamais été plus meurtrières que sous la température hyémale ; et les épidémies heureusement traitées par certains antiphlogistiques , ont affecté les Anglais et les Français sous la constitution vernale.

CXLVI. La cause irritante étant une et absolue, et les irritabilités étant relatives , l'irritation a dû être diverse. Or , si l'on rapproche les faits, de la doctrine analogique de ma seconde partie , on verra que par le concours des prédispositions climatériques ou individuelles , avec l'époque annuelle ou diurne d'une maladie, et avec le résultat des médications, on pourra faire supposer l'utilité d'un traitement spécial ou les dangers des méthodes mixtes. La conséquence directe qui résulte de ces faits, est que le traitement rationnel d'une maladie épidémique dépend de la perspicacité avec laquelle on observe l'ordre successif des symptômes.

Or , la prédisposition à une irritabilité , s'accompagne d'une susceptibilité plus grande à des irritations générales , indépendantes de la malignité.

Cette co-incidence générale ou acquise, explique assez clairement , pourquoi une méthode utile contre une maladie, est contraire à une autre ; et comment

il est difficile, même dans une médication bien raisonnée, de ne pas aller au-delà de l'effet que l'on veut
produire. Il faut traiter, d'après les prédispositions.

Il est donc peu étonnant que les acides végétaux
qui d'abord paraissaient être spécifiques contre l'irritabilité gastro-hépatique, dans les épidémies de
fièvre jaune, aient fini par exercer une action trop
irritante sur la susceptibilité nerveuse; ainsi, on peut
expliquer les dangers d'une superpurgation dans les
fièvres aphteuses épidémiques, ou les grands incon-
véniens d'un traitement anti-phlogistique immodéré
contre les épidémies catharo-inflammatoires.

CXLVII. Quelle est la cause de cette excessive
irritabilité? se combine t-elle pour faciliter l'invasion
de la gastro-hépatite, avec une alkalescence acrimonieuse de la bile favorisée en Espagne, par une colo-
rination plus grande ou une tempérance plus habituelle?
serait-elle, dans les épidémies de forme nerveuse-inflam-
matoire, décidée par un abus d'exercice nerveux, ou dans
la prédominance relative du système vasculaire sur les
surfaces? proviendrait-elle chez les malades atteints d'une
dépravation mucoso-gastrique d'une fatigue des organes
à la suite d'une alimentation trop prolongée ou de
boissons trop-fortes? les faits constatent l'irritabilité,
dans l'exaltation gastro-hépatique, nerveuse-vasculaire,
nerveuse-gastrique; mais l'induction ne va point au-delà.

CXLVIII. A côté de ces questions plus subtiles qu'utiles,
et qui peut-être ne portent sur le traitement qu'une lueur
fugitive, nous pourrions en placer une plus importante,
ou du moins plus propre à susciter une solution

utile. Pourrait-on appliquer le calcul des forces agissantes et des forces radicales, à l'irritabilité, dont nous avons assigné les espèces ? plus les surfaces gastro-hépatiques auraient été excitées, moins elles seraient irritables; moins le système nerveux aurait été exalté plus il supporterait des stimulans; et plus les surfaces mucoso-gastriques auraient été irritées, moins il faudrait insister sur les purgations. Je pose la question et ne la résouds pas.

CXLIX. Il serait bien important sans doute, pour la pratique, de savoir si l'irritabilité excessive, dont j'ai examiné les diverses espèces, doit être ramenée à un état normal, par les sédatifs ou par les excitans du système actuellement trop irritable : mais par quels faits bien analysés peut-on résoudre ce problème, lorsque la sédation d'un système est une irritation, pour une autre système. Les acides calment l'acrimonieuse exaltation du système hépatique, et agacent les papilles nerveuses, qui dans les affections bilieuses graves, acquièrent une sensibilité animale adventive: d'autre part le sang est d'après Gallien, *le frein de la bile :* le tâtonement seul, peut alors nous diriger.

CL. A la vue de ces incertitudes qui expliquent, et les vaccilations des praticiens, et les contrastes des opinions : à l'aspect de tant de lueurs fugitives qui ne nous éclairent un instant que pour ajouter à l'obscurité qui les précédait ; peut-on négliger les inductions des causes générales, ou matérielles, pour s'en tenir à l'éthiologie des prédispositions ? j'en conviens, et c'est avec douleur, (à la vue des essais infructueux de la clinique), le calcul des analogies, le rapport des élemens pathologiques , les inductions d'une détermination précise, échappent à ma pénétration, lorsque je raisone sur certaines épidémies.

CLI. Or , en prenant la détermination de l'épidémie , dans les prédispositions individuelles, et en ne trouvant dans cette occurence qu'un cas douteux, cherchons le traitement le plus rationnel , sans assigner toutefois , les règles qui permettent d'étendre l'analogie.

Offrons à cet effet, la série des symptômes affectés, à chaqu'une des irritabilités excessives. Voyons tour-à-tour ce qui se passe sur la surface cutanée, sur les surfaces muqueuses , et par sympathie ou par extension sur tous les divers appareils des deux vies. Nous verrons des faits opposés, qui justifieront l'opinion de l'Hippocrate de Cos, de celui d'Anglettere et de celui de Paris, sur le besoin, d'être strictement expectateur, dès l'invasion des épidémies, pour éviter le risque de nuire en se méprenant. La nouvelle doctrine, n'est pas Hippocratique.

CLII. La surface cutanée , suivant tous les auteurs qui ont décrit les épidémies, offre une viscissitude subite de striction ou de relâchement: des horripilations récurrentes, des spasmes legers mais presque généraux, des frissons plus ou moins prolongées , coïncident avec une tendance à une sueur quelquefois visqueuse et acide, ou souvent propre à colorer le linge et à lui imprimer une odeur spéciale. Ce passage de la striction au relâchement , accompagné ou d'un affaissesement instantané du tissu cellulaire sous-cutané qui change l'aspect de la physionomie et de l'embonpoint, ou d'un état d'orgasme de ce tissu, qui simule la bouffissure, en altérant les traits, est à mon avis, l'indicateur d'une altération profonde imprimée tout à la fois, à l'élément générateur du solide vivant, et aux divers fluides vitaux.

CLIII. Les faits que je remarque, ont été observés par tous les auteurs dont l'histoire des épidémies catarrhales, d'Ozanam, donne le catalogue. Or je fais observer que les épidémies catarrhales, sont suivant la sage réflexion de ce savant compilateur, les maladies les plus propres à un système d'études analytiques, parce qu'elles sont ordinairement accompagnées de toutes les formes morbifiques, l'ataxie directe exceptée.

Cet état simultané ou successif, de tonicité et de rélâchement, de spasme et de détente, exprime t-il une réaction médicatrice, indépendante de l'intervention fébrile ? exprime t-il la fixation du principe morbifique sur un appareil déterminé. Ces questions sont insolubles, dans l'état actuel de l'observation et de la science : les faits ultérieurs, viennent ajouter aux difficultés d'une réponse précise.

CLIV. En effet, quelquefois, après une invasion subite et imprévue, la surface muqueuse générale, paraît invahie. Une céphalalgie frontale, le larmoyement, le coriza, une toux incommode, des vomituritions, l'inappétence, la tension des hypocondres, des urines abondantes, et les anomalies menstruelles annoncent que la muqueuse est le siège de l'irritation propre aux chriptes muqueux, mais quelle est la partie spécifique atteinte.

Que l'on remarque avec les auteurs, ou en rappellant ce qu'on a pu observer soi-même, que l'irritabilité générale des surfaces muqueuses est alors telle, que des phénomènes contradictoires, se succèdent avec rapidité; et que toutes les parties élémentaires des surfaces muqueuses sont atteintes par la cause épidémique.

CLV. Cette atteinte générale s'exprime dans des phénomènes de même nature : les glandes, les chriphtes, les follicules, les vaisseaux vasculaires, et les épanouissemens nerveux, des surfaces muqueuses, étant sous un état d'irritation générique, les irritations spéciales, inflammatoires, nerveuses, ou glandulaires, se développent: alors le trouble général, s'exprime dans des faits correspondans : l'inflammation locale, et tous les mouvemens circulatoires qui les accompagnent ; la nerveuse-gastrique et toutes les lésions cérébrales qui les suivent ; les altérations humorales et tous les symptômes qui en dérivent, offrent à l'observateur un spectacle tumultueux et confus de faits sans liaisons, de signes contradictoires, et d'indications qui se contre-balancent ou se repoussent.

Eh ! comment au milieu de cette confusion, l'attention du praticien pourra t-elle se recueillir , pour former un jugement et prendre une détermination sans danger? deux mille ans d'expérience, accusent nos efforts ; l'insuccès de nos méthodes, prouve notre ignorance : et malgré les belles idées que nous avons acquises sur les sympathies morbides, qu'avons-nous fait, pour découvrir dans une série de symptômes, ceux qui sont la sympathie directe d'une atteinte idiopathique, ou la sympathie d'une sympathie même. Si la fièvre, ou les névroses, sont la sympathie d'une inflammation ou d'une douleur, à quel signe reconnaîtrons-nous si les faits qui sucoèdent à la fièvre ou à la névrose ne sont pas les sympathies synergiques, de la fièvre ou de la névrose sympatiques? je soulève ou je déchire ici une partie du voile serré qui couvre la science; et je laisse appercevoir, la décourageante obscurité qui couvre encore le vaste espace sur lequel le voile est étendu. Lorsqu'une irritation vasculaire des surfaces muqueuses développe une fièvre qui à son tour va développer une inflammation sur une autre surface; lorsqu'une irritation nerveuse des surfaces, gastriques, va susciter des spasmes ou des douleurs loin de l'appareil assimilateur; lorsqu'une lésion des glandes muqueuses, suscite des irritations glandulaires intenses, qui à leur tour s'irradient sur le système absorbant des surfaces cutanées; dans ces divers cas, dont la pratique journalière, offre mille exemples, qu'elle détermination prendrons-nous? agirons-nous sur l'inflammation gastrique locale, sur la fièvre qui la suit, ou sur la phlegmasie ultérieure qui accompagne la fièvre? agirons-nous sur la névroso-gastrique, ou sur les douleurs ou les spasmes ultérieurs qui en résultent? voilà le danger des systèmes exclusiifs. J'adresse cette question à M. Broussais.

CLVI. Voilà les questions qu'il faudrait méditer, voilà les problèmes qu'il faudrait résoudre préalablement: une induction thérapeutique savante, serait, sans doute, le résultat clinique d'une réponse juste. Mais, comment atteindre, à cette indication, sans analyse et sans analogie. Boulogne et Paris décident; mais ne persuadent pas.

Rétablissons ici la série des faits qui accompagnent, en raison d'une irritabilité excessive, chacune des trois irritations vasculaires, nerveuses ou glandulomuqueuses , dont la surface gastrique paraît être le siége dans les épidémies. En prenant la phlegmasie gastrique , la névralgie ou la gastricité , pour point de départ, nous n'aurons peut-être pas le seul mérite d'avoir montré l'imperfection ou l'insuffisance d'une doctrine récente qui veut tout expliquer. Elle confond trois idées spécifiques avec une notion générique.

CLVII. J'appelle gastricité cet état plus ou moins immédiat et muqueux des surfaces gastriques où les sucs digestifs , et des résidus non-alibiles , deviennent une cause phisique d'irritation , et suscitent sur tous les appareils , des irradiations qui simulent des phlegmasies ou des névroses locales : l'état de nos connaissances actuelles , ne permet pas de raisoner sur l'état d'irritabilité antérieure à la formation de la cause matérielle ; quoique les Browniens aient tranché le nœud, en annonçant une faiblesse qu'ils combattent, par des stimulations diffusives. Je ne crois point que les stimulans aient jamais détruits les névroses ou les inflammations apparentes des appareils sympathiquement affectés ; mais je sais qu'une évacuation naturelle ou spontanée a souvent détruit les phénomènes sympathiques que l'on confond mal-à-propos avec les complications. Or, l'état de gastricité a des phénomènes propres , suivant qu'il est fixé plus particulièrement sur un point déterminé de l'appareil digestif.

CLVIII. J'appelle névrose gastrique cet état nerveux du tube alimentaire , qui suscite également sur tous les appareils des simulacres de névroses ou d'inflammations. L'autopsie n'a point constaté , l'état organique de cet état morbide; mais on aurait pu en induire l'existence, en reprenant en sous-œuvre l'histoire pathologique des malades qui étaient morts à la suite d'une affection qu'on avait prise directement ou sympathiquement, pour un état saburral ou pour un état inflammatoire, et chez lesquels on n'avait trouvé ni colluvies, ni état inflammatoire. Or, la nevropathie, indépendante de toute lésion organique locale, est l'affection précise où il faut chercher les analogies de l'état dont je parle; mais il faut remarquer surtout qu'à l'état d'irritation de la surface gastro-intestinale, répond une série de phénomènes particuliers.

CLIX J'appelle phlegmasie gastrique une irritation d'une partie plus ou moins étendue des surfaces gastro-hépatiques, dépendante d'un influx direct sur le réseau vasculaire qui sert à la composition de la membrane. Cette irritation dans les hypothèses communes, est relative et aux forces organiques et à la nature de la cause irritante; dans le système d'une épidémie, elle est determinée par une irritabilité spéciale, qui dispose aux irradiations sympathiques, et qui tend à dégénérer, par la persistance trop prolongée d'une méthode anti-phlogistique. Cet état produit des névroses, et des inflammations sympathiques sur tous les appareils. Ces trois idées sont encore hors de l'ataxie.

CLX Nous voici ramenés aux prédispositions: Roëdérer, Wagler et Stoll, ont traité avec avantage par des évacuans, des épidémies où l'on observait les irradiations inflammatoires ou nerveuses, sur tous les appareils; mais ils avaient égard aux exceptions, qu'ils traitaient

habilement par des anti-nerveux ou des anti-inflamma-
toires. A quoi tenaient des succès fréquens, obtenus
par des méthodes diverses, si ce n'est à la considération expérimentale, des causes prédisposantes, et de leur
influence sur l'état habituel de la maladie épidémique
vue en général : or, ici, les prédispositions individuelles
sont à la maladie individuelle, ce que les maladies inter-
currentes sont au génie présumé de l'épidémie.

CLXI. Sydenham, Baillou et Duret, ont traité avec
avantage, par des anti-phlogistiques administrés avec
une sage réserve, ou avec une savante continuité, des
maladies épidémiques, qui offraient le tableau d'irradiations nerveuses ou inflammatoires sur les divers
appareils ; mais, malgré leur formule commune, ils
avaient égard aux individualités, et nous les avons vus
souvent recourir aux évacuans ou aux anti-spasmodi-
ques, lorsqu'ils présumaient que l'irritation gastrique
était de nature ou de forme gastro-algique ou saburrale.
Or, ici, les particularités étaient aux épidémies ce que
la constitution est à certains virus qu'elle affaiblit ou
qu'elle altère.

CLXII. Huxham, Werloof et plusieurs Médecins de
l'école d'Edimbourg, ont attaqué souvent, avec succès
des maladies populaires, par des anti-nerveux employés
avec circonspection, et avec toute la réserve que la
prudence inspire ; mais dans bien des cas, ils ont fait
un heureux essai des administrations émetico-purgatives;
et nous les avons vus quelquefois, commander aux
symptômes, par des remèdes contre-indiqués

C'est à la vue de ces succès indirects, obtenus par

des médications opposées , que des praticiens peu réfléchis ont employé tumultueusement , sans ordre , et sans choix , sans mesure et sans réserve , ou une méthode unique excessive , ou une combinaison arbitraire des méthodes. Quelques-uns même prenant l'expectation qui observe pour la science qui se tait , ont laissé fuir l'occasion du moment.

CLXIII. Mais que l'on ne croie point que la persistance des méthodes , les modifications du traitement , ou les raisonnemens par exclusion , fussent de la part de nos grands maîtres , des procédés arbitraires. Ah ! ne donnons point aux détracteurs de l'art , l'occasion de l'accuser dans les faits qui l'établissent. La médecine est la plus importante des connaissances humaines. Que l'on ne croie point que la médecine ne soit qu'une étude mensongère et sans but, parce que le nombre des médecins n'est point en rapport avec les grandes difficultés que cette science présente aux intelligences communes.

CLXIV Je sais bien que des observateurs de la plus haute perspicacité, et du discernement le plus exquis, ont souvent traité sans succès, des épidémies, dont ils n'ont constaté que la contagion sur laquelle on dispute. Qui sait s'ils ne se sont pas trompés , en prenant des sympathies pour des phénomènes directs, ou en substituant les toniques aux relâchans , ou les antispasmodiques aux évacuans , lorsque cette permutation pouvait être nuisible ; qui peut assurer qu'en faisant abnégation de toute doctrine , et abjuration de tout système, ils eussent bien fait, de ne voir que des individus, qui, en raison d'une irritabilité individuelle et personnelle, réclamaient peut-être des toniques ou des évacuans des anti-phlogistiques ou des anti-nerveux, suivant l'ordre d'invasion !

Pour éclairer ces doutes, faudrait-il admettre que le développement rapide des symptômes, la prédominance des phénomènes fébriles, annoncent une atteinte première, directe et persistante du système vasculaire ? faudrait-il penser, que plus de lenteur dans la marche des faits, et plus de constance dans certains phénomènes indiquent une altération plus spéciale, du système mucoso-glanduleux ? faut-il croire, que l'ordre des exacerbations ou des pyrexies, indique une gastricité permanente ? faudrait-il présumer que le trouble persévérant de l'appareil sensitif et locomoteur, exprime une atteinte particulière et profonde du système nerveux.

CLXV. Ces questions insolubles, d'après l'aveu des faits, pourraient être éclairés, par les résultats de la médication, et par l'observation savante des crises.

Dans toutes les épidémies, à peu d'exceptions près, on a vu un épistaxis faire avorter la maladie chez des sujets jeunes ; une hémorrhagie ou une saignée, amander les symptômes chez des hommes vigoureux; on a vu des déjections donner à la maladie un aspect encourageant chez des individus dont des émissions sanguines naturelles ou médicales, avaient aggravé l'état; on a vu des douleurs rhumatismales et souvent profondes, amander une céphalalgie, et calmer des spasmes, chez des malades, que des purgations ou des saignées avaient aggravés; on a vu des abcès, des parotides, des urines jumanteuses être favorables aux uns et nuisibles aux autres.

Or, les faits disent, que malgré la simultanéité, la persistance des phénomènes, nerveux, circulatoires, ou gastriques, les plus graves, ou les plus tumultueux, les hémorrhagies étaient utiles aux tempéramens vigoureux sanguins et musculaires; les dépôts ou les urines jumanteuses, aux tempéramens pituiteux ou humoraux; les déjections aux tempéramens bilieux; et les fixations nerveuses, aux tempéramens éminemment irritables : d'où il paraîtrait résulter 1.º Que l'individualité modifie le génie épidémique, en le fixant; 2.º qu'il faut sans idées préconçues étudier tout-à-la-fois, chez chaque malade, et le système qui lui est applicable, et les ré-sultats de cette application particulière ; 3.e que la po-sition topographique et l'occurrence climatérique, sont elles-mêmes subordonnées à l'individualité.

En rapprochant ces données expérimentales, de ma doctrine idéologique, et des recherches analytiques et pratiques de ma seconde partie, on voit toujours que le symptôme absolu n'indique rien, que les sensations mémoratives sont un lien naturel entre les fais actuels, qui sont des individualités, et l'induction qui fixe les rapports du fait immédiat, avec des facultés plus ou moins positives ou influentes.

Or, si les résultats sont aussi difficiles à prévoir qu'à expliquer, ce n'est pas une raison, pour en négliger l'examen, ou pour en omettre l'histoire. Dans l'insuccès des méthodes, il faut tenir un compte exact des mouvemens naturels ou des conséquences expéri-mentales, pour résister au découragement. Il importe souvent, dans une matière difficile, de multiplier les aspects ou les points de vue, pour trouver une position avantageuse, d'où l'on puisse voir sans illusions et sans prestiges.

Ajoutons un nouvel examen à ceux que nous avons offerts à la méditation. Prenons, à cet effet, pour sujet d'études et de comparaisons, une maladie bien répandue et qui affecte les individus de toutes les constitutions. La névropathie nous servira d'exemple. Peut-être pourrons-nous, à l'aide de quelques analogies ou de quelques négatives, découvrir quelques nouvelles vues sur la putridité et la malignité qui sont le cortège effrayant des épidémies ? Peut-être que nos idées éclaireront quelques idées nouvelles, ou concilieront plusieurs opinions. Le traitement rationnel ne perdra rien à ces nouvelles investigations.

CLXVI. Les écrivains les plus laborieux et les praticiens les plus exercés, ont dit et répètent sans cesse. que la névropathie simule toutes les maladies. A cet aveu des observateurs se joint le sentiment des malades qui souffrent, et le souvenir de ceux qui ont été guéris. En effet, pendant des attaques de vapeurs plus ou moins prolongées, nous observons tous les phénomènes vasculaires, nerveux ou gastriques, dont le tableau des épidémies nous offre les traits particuliers : mais nous y trouvons sur-tout un état rationnel et moral, correspondant, sans doute, aux vicissitudes organiques, qui indique une modification bien singulière dans les variations de la susceptibilité. Si nous ne trouvons point, dans l'atteinte vaporeuse, les altérations humorales qui accompagnent certaines épidémies, peut-être acquerrons-nous le droit d'infirmer quelques prétentions, et de justifier une doctrine presque frappée d'anathème.

Dans la névropathie, en effet, qui exclut toute idée d'une affection prédominante et soutenue dn système hépathique, les malades passent subitement, d'un amour profond de la solitude et de la taciturnité, à la recherche des distractions et de la société ; ils étaient silencieux, et deviennent loquaces ; ils pleuraient sans motifs, et ils rient sans raison ; ils étaient moroses et hargneux, ils deviennent rians et aimables. Leur imagination les entourait d'objets dégoùtans et lugubres ; elle leur peint des sites délicieux et des positions romantiques. L'avenir était pour eux une époque d'épouvante et d'effroi , ils n'y trouvent plus que l'espérance et le bonheur ; enfin , aux idées préconçues des mille infirmités réelles et des accidens futurs auxquels ils se croyaient dévoués, les malades substituent inopinément le sentiment de leur méprise, et l'opinion de leur erreur.

CLXVII. Et à quelle mutation organique, à quelle révolution vitale, seront attribuées ces vicissitudes rapides de l'intelligence et des affections ? A un spasme brisé par une éructation, à une fluxion hémorroïdale, à la circulation de quelques matières irritantes sur diverses parties du tube intestinal. Pourrait-on, à l'exemple d'Aristote , placer le siége des passions sur le centre phrénique, et voir dans la distension flattueuse ou dans la vacuité de l'arcade du Colon , la cause

de plusieurs révolutions morales ? Les balancemens
aisés , ou les mouvemens difficiles de la voûte élyp-
tique du d'iaphragme , maîtriseraient-ils le moral , au
point de substituer la terreur à l'espoir, les larmes
au sourire, et la douce confiance, à la noire mysan-
tropie. Posons la question ; mais ne l'abordons pas :
étudions les phénomènes physiques. Bornons-nous
à observer que les modifications morales dont nous
avons exposé le contraste , sont dans un premier
degré, des altérations nerveuses , dont plusieurs épidémies présentent un développement complémentaire.

Sous l'attaque névropathique , on observe les phénomènes gastriques , circulatoires et nerveux les plus
disparates : ici des douleurs erratiles et générales , ou
l'anastésie momantanée ; des convulsions affreuses et des
spasmes profonds, ou la paralysie et la stupeur (1) ;
Là l'anorexie ou la voracité, des borborygmes ou une
roideur intestinale , la constipation ou la diarrhée ,
des urines lympides abondantes ou quelques urines
briquetées et difficiles , la tension élevée des hypocondres, ou la dépression des flancs, et le raprochement
du cartilage xiphoïdo vers la colonne vertébrale. Ailleurs,
la muqueuse linguale rouge et chriphteuse , ou cette
membrane blanche et lisse , des bouffées de chaleur
qui colorent les joues, en animant les traits , ou une

_____

(1) Un froid glacial sur le vertex , ou des suffusions brû-
lantes sur la plante des pieds , un ptialisme abondant , ou la
séchéresse de la bouche , le rigidité de la peau , ou une hali-
tuation des surfaces cutanées.

pâleur d'insensibilité qui attriste la physionomie, en étei-
gnant l'expression , un mouvement fébrile accéléré ,
ou une lenteur extrême dans les pulsations.

CLXVIII. Joignez à ces symptômes le délire, la
céphalalgie, le tintement d'oreille, l'acuité de tous les
sens , ou bien la surdité, les illusions d'optique, la
dépravation du goût , et l'anéantissement des forces.
Vous raisonnerez ensuite sur les rapports des symptômes , des prédispositions et des causes, avec le spectacle morbide dont vos yeux sont frappés ; avec les
systèmes exclusifs qui veulent tout expliquer ; avec les
méthodes bannales qui veulent tout guérir; avec les
hommes naissans qui veulent tout détruire ; avec les
présomptueux, qui osent accuser la savante réserve et la
modeste circouspection de nos plus grands maîtres.

Les symptômes que je viens d'annoncer , et de
mettre en regard , renferment l'élément primitif ou
générateur de tous ceux dont nous observons les degrès
divers dans les épidémies ; en effet , poussez la douleur jusques à la torture , la rigidité jusques au tétanos,
l'indifférence jusqu'à l'hébétude , la coloration jusques
à la phlegmasie, les *rugosités jusques aux crévasses* , le
spasme jusques au tremblement de *la langue et des
mains* , les successions rapides jusques à la mutabilité
soudaine et subite ; etc. , etc.; dans tous les cas , vous
n'aurez jamais que les degrès divers d'une occurrence
inflammatoire , gastrique ou nerveuse , dont la névropathie et les maladies anomales ou sporadiques offrent
le point de départ, et les premiers développemens.

Qu'on accueille ou que l'on repousse, que l'on adopte

ou qu'on recuse , l'idée d'un spasme tonique ou d'un
spasme atonique , et celle de la sténie, de l'asthénie ,
ou de l'hyposténie ; que l'on se perde en raisonnemens
et en conjectures , pour savoir si la faiblesse d'une
partie peut coïncider avec la force d'une autre ; si l'irritation est toujours une exaltation plus ou moins
profonde et vive des surfaces et des parenchimes ; que
l'on refoule les analystes parmi les classificateurs : tout
cela ne peut rien , et ne dit pas grand chose contre
les faits : les petits hommes , peuvent dire de petites
choses sur les grands objets , sans que les grands résultats de l'expérience et les grands aperçus de nos grands
maitres soient pour cela de petites choses. Nous pourrons en temps et lieu , mettre à hauteur d'appui
quelques-unes de ces opinions ; voici, toutefois , ce
que disent les faits dans la thèse où nous raisonnons.

CLXIX. Les attaques névropathiques sont amendées
chez les uns par le flux hémorroïdal, ou des sangsues
à la marge ; chez les autres par des potions calmantes
ou relâchantes ; chez les uns par les potions stimulantes
avec l'éther ou les substances diffusibles , chez les autres
par le musc , le zinc, le bismuth. Mais les guérisons
radicales, ou les guérisons temporaires , mais les cures
raisonnées , ou les traitemens heureux sont toujours
les résultats de l'âge, d'une grande révolution morale ,
d'un fait imprévu, ou d'une médication lente et mesurée,
qui fait éprouver, à une susceptibilitévicieuse et dépravée,
les chances alternantes du relâchement ou de la tonicité
de la corroboration et des débilitans, sur plusieurs points
des surfaces intestinales , considérées comme unies

par l'analogie des fonctions , par les phases de l'action et du repos d'assimilation de motilité et de sentiment. Ce qu'il y a de presque général , dans l'histoire des traitemens , c'est que les éthèrs, le café, les spiritueux et certains toniques , si vivement recommandés par les uns, et si magistralement proscrits par les autres, n'ont jamais détruit les prédispositions naturelles ou acquises ; sur lesquelles nous raisonnons actuellement, pour réagir par elles sur la doctrine analogique des épidémies ?

Qui sait jusques à quel point , ou traiterait avec succès les épidémies, si en imposant silence aux systèmes , ou en résistant au prestige des contagions et de la malignité , on pouvait subordonner les causes matérielles aux prédispositions; et interroger ces prédispositions naturelles ou acquises, dans l'ordre où les formes morbides se succèdent ?

CLXX. Mais en étudiant ces prédispositions générales , on doit avoir égard à certaines modifications spéciales.

Or, l'irritation actuelle du cardia ou du pylore , provoque la salivation et une espèce de reptation linguale; l'irritation de l'arcade du colon suscite médiatement les vertiges , les tintemens et les illusions d'optique ; de celle de l'appendice cœcale , résultent , la marche déviée , une espèce d'opistotone ; l'irritation du rectum développe l'épistaxis ou une sorte de formication engourdissante et douloureuse sur les extrémités inférieures ; l'irritation enfin du duodenum fait éprouver une rétraction douloureuse dans les testicules. En rap-

prochant ces faits, dont vingt ans de souffrances alternatives, m'ont donné une pénible conviction ; (une
conviction fondée sur des réflexions soutenues,) on
pourra donner plus de justesse à l'appréciation des
phénomènes ou des successions morbifiques.

Qui sait si l'analyse des symptômes ne devrait pas
précéder ou l'étude des épidémies à traiter, ou la discussion de celles qu'on aurait observées ?

Il serait bien difficile, sans doute, d'établir comment
une irritation générale exercée sur la surface gastro-
intestinale, suscite des troubles généraux ; mais sait-
on mieux, comment l'organisme entier éprouve un
effet réficient presque subit par l'ingestion lente des
substances alimentaires ; et comment cet organisme
éprouve un mal-aise voisin de l'anxiété, par l'ingestion
trop subite d'alimens plus ou moins indigestes, dans
un estomac affaibli ou mal disposé ? On peut exprimer
la loi du phénomène et de ses conditions ; on n'ex-
pliquera jamais bien le mécanisme du fait. On sait
néanmoins que les évacuations alvines sollicitées ne
produisent pas un soulagement instantané ; ce qui
peut s'appliquer également aux émissions sanguines.
On sait néanmoins que l'action corroborante, est soudainement sentie. Or, ces aperçus nous conduisent
à examiner, non la nature, mais les faits caractéristiques de la putridité ou adynamie, de l'ataxie ou
malignité dans les épidémies.

CLXXI. En réfléchissant sur les analogies que j'ai
puisées dans la névropathie, les Barthcziens diront,
sans doute, que j'ai raisonné avec précision sur l'alté-

ration introduite dans le rapport général du système
des forces ; les Browniens y puiseront peut-être les
motifs de quelque réserve ; et l'école de Boulogne ou
celle du Val-de-Grâce y trouveront des argumens à
combattre, ou de nouvelles inductions à former. Je
fais, par réminiscence, observer à ces deux écoles, que
la névropathie offre à l'observateur , et la couleur
jaune-paille qui indique une phlegmasie lente, et l'édème
que l'on combat par des excitans , et la bouffissure,
qui annonce un état saburral. Je leur observe encore
que l'attaque plus ou moins longue de névropathie ,
vient indifféremment après un chagrin subit, ou une joie
soudaine ; sous l'action du vent du nord ou du midi ;
après un usage irréfléchi de substances stimulantes ,
ou d'alimens aqueux et relâchans ; dans le séjour au
nord, ou dans les lieux bas et humides. Je leur observe enfin que les névropathiques sont ordinairement
aux deux points opposés du cercle, par une grande
obésité ou une maigreur extrême, ou bien par une
apathie indolente, ou une vivacité excessive.

Partons de ces faits divers où nous avons embrassé
un solidisme presque exclusif, pour acquérir quelques
idées nouvelles sur la malignité et la putridité, l'a-
taxie ou l'adynamie. Une étiologie un peu relevée peut
nous ramener à l'humorisme ; or, la médecine éclectique n'est point un système sans logique ou une adop-
tion sans motif.

CLXXII. J'ai fait jusqu'ici abstraction de toute idée
d'obstruction , d'erreur de lieu, de processus , de mutation de propriété vitale, de causes finales d'excitation,

de rapport d'irritation avec les diathèses , etc... Les explicateurs qui s'excriment ou qui s'évertuent contre ceux qui expliquent, faussent souvent l'expérience, en substituant des fictions aux histoires. J'ai cru voir des faits de dynamique vivante, et de corrélations de mouvemens ; apprécions les faits.

. Nous appellions putridité et malignité, ce qu'on nomme ataxie et adynamie. En substituant des définitions de statique à des explications de physique animale, on a cru parler plus médicalement ; et l'on n'a fait qu'attaquer dans les termes les principes de la physique animée.

Nier la putridité , c'est dire que l'hiver et l'été ne sont qu'une seule chose; que l'alimentation n'a point de rapports avec les sucs nourriciers; que l'absorbtion est une chimère; que les passions qui embellissent la vie, sont celles qui la flétrissent; que des remèdes n'agissent point sur l'appareil lymphatique; que les fluides ne sont point des excitateurs; et qu'un sang dissous , une limphe ténace, des excrémens fétides , et des urines colorées , sont un sang pur , une lymphe coulante , des excrémens habituels, et des urines naturelles.

Lorsque les cinq sixièmes du tout organique , différens par leur constitution, leur composition chimique leur vitalité et leur renouvellement successif, nous offrent des traces matérielles de leurs altérations; et lorsque d'ailleurs un sixième du tout organique, partout homogène par-tout excité, ne nous offre que des vicissitudes d'excitabilité, nous pouvons bien laisser à l'évidence de fait, le soin de réfuter les sophismes de l'hypothèse : il est de fait que l'excitabilité se soutient s'altère, se modifie, s'épuise en raison directe ou inverse de l'action suffisante ou incomplette excessive ou en défaut, des excitateurs : il est donc permis d'omettre des recherches sur les rapports suivis des fluides vivans et du solide animé.

CLXXIII. Nous nous bornerons à considérer les humeurs altérées comme une cause ultérieurement matérielle, qu'on doit éliminer lorsqu'on le peut sans danger ou qu'il faut modifier en l'altérant, quand l'état des fonctions permet de l'entreprendre. Le solide vivant est un dans son essence, varié dans ses formes, et multiple dans l'organisation ; la pensée, le réduit au seul tissu cellulaire capable de mouvemens : si l'on prouvait un jour que les fluides seuls sollicitent le sentiment, et que le tissu cellulaire est le mobile primitif ; on n'aurait qu'à comparer les diverses espèces de mouvemens, aux diverses formes d'organisation, et l'on aborderait avec moins de défiance le haut problème de *l'individualité physiologique*. Alors les textures diverses seraient les moyens organisés, les compositions humorales seraient les conditions chimiques, les propriétés vitales seraient les agens immédiats, de ce *moi* vivant et animé, dont la notion complexe serait une idée très-relevée, mais non indépendante de l'organisme.

Alors, mais alors seulement, la dynamique appliquée aux rapports des tissus avec ces mouvemens, l'humorisme appliqué aux altérations chimico-vitales, le sodidisme appliqué à la théorie des communications directes ou sympathiques, et la belle doctrine du principe vital, separée de la phsyiologie morale, seraient les élemens et les moyens d'une physiologie-pathologique.

Supposons cette science faite; et en admettant que la putridité s'exprime, dans des altérations humorales, dont les vicissitudes fébrilles, la calorination, et les humeurs altérés contiennent les dégrès et la nature, appliquons les idées de l'ataxie à la connaissance et au traitement de l'épidémie.

CLXXIV. Le principe vital vaincu dans ses forces médicatrices ou de conservation, ne développe plus ses irradiations sympathiques; il ne déploie plus ses communications synergiques sur le système général. Voilà pourquoi, dans la non-irradiation de sympathies, les mouvemens s'éteignent où ils naissent; voilà pourquoi, dans la destruction des synergies un acte commencé n'a ni tendance, ni corrélations; Voilà pourquoi les divers systèmes s'isolent, et n'ont plus les rapports habituels et nécessaires. Ces faits s'expriment dans la série que nous examinerons, après avoir remarqué que pour bien saisir mes raisonnemens, Il faut noter que je ne dis point ce qui a été observé par d'autres. Il faut, autant qu'on peut ne pas multiplier les livres.

En disant que les faits sont sans corrélations, j'ai dit implicitement, pour confirmer mes idées de la première et la 2.ᵉ partie, qu'une série de crises, sans amandement, sont un prodrome de malignité ou d'ataxie : cela prouve que la maladie où l'ataxie se montre, n'est point en rapport d'étiologie, avec les diverses espèces d'irritations dont j'ai parlé; et en rapprochant cette idée de quelques doctrines modernes; on trouvera également que cette ataxie n'est ni la conséquence directe d'une médication inopportune , ni la suite nécessaire d'une irritation exagérée. L'irritabilité ataxique est d'une nature spéciale , qui , justifiant jusques à un certain point la division des fièvres de Ballonius , indique une altération lente et intime des humeurs , antérieure à l'époque où celles-ci peuvent devenir cause auxiliatrice ou aggravante d'irritations habituelles.

CLXXV. Le principe vital s'isole dans l'ataxie , qui peut accompagner une épidémie : ce texte réclame un développement analytique. Non-seulement la maladie ne répond point alors aux causes manifestes ou supposées ; non-seulement , il y a idée de maladie sans signes propres , insomnie sans douleur , concentration du pouls dans l'exacerbation, langue aride sans soif, langue humide et soif inextinguible , peau séche sans chaleur et sueurs sans soulagement , mais il y a encore irrégularité dans les correspondances; car , lors même que l'ataxie se combine avec la putridité pour former les fièvres nosocomiales, carcéraires , ou typhoïdes des anciens ; on ne peut suivre , dans cette combinaison , aucun rapport de succession entre l'adynamie et la malignité.

Cette conjoncture est l'époque de la sydération générale des forces vitales des humeurs et du solide vivant. Epoque d'autant plus fatale , que les contradictions thérapeutiques naissent des faits qui semblent indicateurs. C'est l'époque de confusion, qui arrête tous les effortsdu praticien , en couvrant d'une obscurité profonde, le sentier que l'analogie pourrait découvrir et suivre ; mais le principe conservateur n'a pas été vain et sans efforts ; il n'a pas été surmonté sans résistance : certains mouvemens inaperçus, annonçaient ses efforts ; il aurait fallu les apprécier pour les soutenir. Or, on n'aurait pu le faire qu'en observant avec scrupule, l'ordre de succession des faits les plus délicats peut-être, mais à coup-sûr les plus importans. L'époque de la sydération ou résolution des forces circulatoires nerveuses et gastriques, commence au moment où le malade, perdant le sentiment de sa position, offre cette série de contradictions des symptômes, dont tons les auteurs ont fait le tableau désespérant. Daus l'ataxie directe, l'idée de l'anéantissement précède les formes morbides ; mais dans la malignité ultérieure le pouls se rétablit pour s'éteindre, la douleur disparaît pour nous séduire, les évacuations semblent naturelles, et le malade expire sous cette difficulté d'exister qui accompagne la mort sénile.

CLXXVI. Appliquons cependant l'analyse à cette sydération ou résolution de forces, et tâchons de retrouver le fil d'une analogie, pour découvrir quelque instant de salut, dans une époque ou tout semble désespéré. Étudions la sydération dans chacune de nos trois espèces d'irritabilité et tâchons de ramener nos idées à un aspect général: et d'abord admettons, pour ne pas être en contradiction avec notre critique de quelques opinions actuelles, que cette irritabilité résulte d'une détermination spéciale, et non d'une disposition commune: or l'analyse existe dans la distinction de deux ataxies.

CLVII. La sydération des forces du système mu-
coso-glandulaire ou lymphatique, s'exprime dans l'a-
maigrissement rapide, qu'accompagne la dépression
musculaire; dans le changement de physionomie, la roideur apparente de l'habitude générale, la délitescence des
tumeurs etc.. la sydération des forces nerveuses, s'exprime dans le délire carphologique, dans la paralysie
des forces diaphragmatiques, dans le ballonnement hy-
pogastrique, dans la sterteur de la respiration, etc.. la
résolution des forces gastriques, est dans l'absence
des rapports que nous avons indiquée (CLXXV). Enfin
l'anéantissement des forces circulatoires, réside dans
l'état misérable du pouls, dans l'intermittence des pulsations sans cause physique, dans la différence des
résultats explorateurs sur divers points, lorsqu'il n'y
a pas présomption de lésions organiques du cœur.

Mais dans ces cas divers, et en admettant que les
sydérations partielles sont isolées et non-concomittantes,
circonstance qui prouve que le principe vital s'isole sans
être encore anéanti, parce que les conditions organiques
chimiques et vitales (CLXXIII) ne sont pas encore dé-
truites. Dans ces cas désespérés, ne pourrait-on pas employer, 1.º les moyens oxidateurs, et stimulans les
plus connus, du système lymphatique et glanduleux
contre la première sydération; 2º. Les extraits ou les
teintures éthères des substances céphaliques les plus
énergiques; 3.º toutes les préparations phosphoriques
les plus subitement diffusives, et les plus propres à
saisir dans les derniers réplis de l'organisation accablée
le reste d'une vie prête à s'éteindre; 4.º enfin à mettre

en œuvre ou les acides minéraux les plus capables de serrer les mailles du tissu vivant, ou les préparations d'ammoniaque les plus pénétrantes et les plus vives.

CLXXVIII. En renvoyant au dernier terme de la malignité et de la prostration adynamique l'usage des médications les plus actives et les plus vives, je parais insinuer que les moyens violens et thermantiques, ne doivent être employés que dans des conjonctures spéciales : je ne rappellerai point ici le sentiment de commisération, qu'un grand poëte prête à une héroïne ; mais je puis assurer, que si les préparations de quin-quina, les vins généreux, les amers et quelques oxides ont fait souvant du bien ; les médications diffusives, volatiles, et vivement pénétrantes, ont, plus souvent encore, fait du mal, hors des cas, où le centre nerveux et le solide primitif auraient éprouvé une atteinte profonde et soutenue. Remarquons encore que les symptômes physiques, rationnels et nerveux, des deux ataxies, sont divers. La céphalalgie sus-orbitaire, n'est point la douleur obtuse qui n'accompagne pas la gastro-hépa-tite, qui ne suit point les névroses gastriques, et qui est étrangère aux collections saburrales; remarquez aussi que des efflorescences, des éruptions cutanées, et souvent les taches à la peau, ou des desquamations, accompagnent ou suivent les gastricités. S'il fallait enfin ramener, à un principe unique, l'ataxie directe, nous pourrions la considérer, comme une lésion générale, instantanée de l'élément générateur et primitif du solide vivant, qui est homogène et identique dans toute l'économie vivante, quoique varié dans les formes, les textures les rapports organiques et les fonctions. De là résulte la nécessité d'une médication générale, diffusive et propre à combattre le collapsus universel des forces du solide primitif, qui est présent, comme lien ou comme constitutif, à tous les appareils. Enlevez, en effet, les attributs de couleur de densité, de texture et de forme à tous les organes, vous les réduirez à un tissu vitalement mobile, en raison des fluides qui le touchent dans l'état de vie. Or, la modification des fluides, doit accompagner l'action exercée sur le solide, pour que la médication soit générale, complète et raisonnée.

CLXXIX. Or, si l'application successive ou simultanée des diverses médications proposées, pouvait agir soudainement sur chacune des sydérations que j'ai signalées ; si les médications pouvaient agir autant sur le système des humeurs dépravées, que sur celui du solide que l'excitabilité abandonne ; si la vie enfin nous est encore peu connue ; et si les observateurs du plus grand génie, n'ont été bien souvent que les spectateurs découragés d'une catastrophe qu'ils n'ont pu intervertir ; pourquoi ne pas combiner les diverses méthodes contre un état vital qui n'est pas encore le triomphe des élémens inertes, et de la nature universelle, contre un faible aggrégat de matière actuellement organisé sous forme vivante.

CLXXX. Pourrait-on trouver quelques analogies dans la maladie épidémique passée à l'état chronique ? dans ce cas, il faudrait, suivant l'avis de Stool, prendre la fièvre lente nerveuse, pour moyen de transition.

Ultérieurement, on étudierait, 1.º les épidémies devenues chroniques dans l'histoire de Stool pour l'année 1777; 2.° celle que Villis a décrite *de morb. conv. cap.*8 ; 3.° celle qu'observa Werloof en 1733 ; 4.° celle dont parle Tissot , dans le 3.ᵉ livre des maladies des nerfs.

Je propose cet examen et ne m'y livre point , parce qu'il est hors de mon plan et hors du problème.

Je ne dois point analyser les diverses méthodes curatives , employées contre les épidémies diverses. Ce n'était point là mon objet : j'ai dû jeter quelques lumières analogiques sur les cas douteux; et dire ce qu'on pourrait faire dans quelques-uns de ces cas.

La combinaison ou le choix des évacuans , le mélange des relâchans et des nervins, une association plus ou moins savante de remèdes opposés contre des symptômes tumultueux n'étaient point dans la ligne du but. J'ai marché vers celui-ci , en me demandant sans cesse , dans le silence de toute prévention , si je ne me déviais point , si je marchais avec assurance, ou si j'allais en vaccillant. Lorsque le fil de l'analogie s'est quelquefois échappé de nos mains , c'est que , l'analyse n'ayant pu me fournir des données , je n'ai pu former des inductions. Le traitement était dans ma thèse un résultat thérapeutique , mais non une pénible exposition de compositions officinales et de formules.

Nous aimons , sans doute , à employer la quinine , la strycnine , le gentianin , l'opium sans alkali et les hydriodates ; nous aimons mieux encore fixer les cas où un kiste n'est point le goëtre, où la paralysie ne résulte pas d'une lésion rachidienne , où l'état nerveux réclame l'opium thébaïque, et celui où l'on peut guérir l'empoisonnement par l'acide hydrocianique.

CONCLUSION GÉNÉRALE.

Dans l'examen idéologique du problème, j'ai fondé les règles de l'analogie sur des principes nouveaux, et j'ai donné de nouveaux moyens de solution au problème de la métaphysique transcendante ; j'ai découvert le premier des rapports inaperçus entre la nature extérieure et notre entendement ; c'est-à-dire entre les objets de nos connaissances, nos moyens d'acquisition et les vérités qui résultent des rapports de l'objet avec nos facultés.

Dans la seconde partie, j'ai apliqué la doctrine aux faits qui peuvent réclamer cette application, mais je ne l'ai point appliquée à tous les faits ; parce que j'ai insinué qu'il y a des cas qui se refusant à l'analyse, ne peuvent fournir aucun moyen d'analogie. Ma théorie n'est donc point applicable à tous les faits ; et je laisse aux praticiens le soin de décider, quelles sont les exceptions positives, parmi lesquelles la putridité, ou l'ataxie directe occupent les premiers rangs. L'insuccès des cliniciens, l'insuffisance des théories, l'imperfection des doctrines justifient jusques à un certain point ou la hardiesse de quelques idées neuves, ou l'impuissanse de mes efforts.

Dans la troisième partie j'ai invoqué de nouveaux faits, pour rendre ma solution plus complète, pour exprimer mes doutes sur l'exactitude de mes idées, pour ouvrir une nouvelle carrière à ceux qui s'occuperaient après moi de méditations profondes, sur la partie la plus épineuse de la médecine-pratique ; j'a cru, devoir ramener les principes à l'ordre des pri-

dispositions individuelles, lorsque l'étude des causes matérielles, n'a pu m'offrir aucune indication. Je n'ai point raisonné sur le *quid divinum* des premiers observateurs; je n'ai pas vu constamment, des saburres à évacuer, du sang putride, à renouveler, des spasmes atoniques à combattre, et des diathèses à attaquer ; mais éclectique et toujours circonspect, m'attachant aux faits, et négligeant les explications systématiques, j'ai le mieux que j'ai pu consulté les résultats, interrogé la nature ; et transcrit les réponses de l'expérience.

C'est par occasion que j'ai opposé l'analyse anatomico-générale, aux idées trop restreintes ou trop générales, de quelques sectaires récens : j'ai dû parler de l'irritation à l'époque où on en fait un genre dont j'ai signalé les espèces ; j'ai dû revendiquer, en faveur des anciens, les droits qu'on leur conteste, et les titres qu'on voudrait infirmer. Ceux qui n'ont écrit qu'après avoir pensé, qui ont parlé sans jactance, sans invectives et sans personnalité, n'ont pas toujours besoin d'apologistes ; mais ils ont quelquefois besoin d'être comparés.

Mes idées sur l'irritabilité ne sont point conformes à celles qui sont le fondement de la physiologie de Haller, et qui ont été reproduites, sous d'autres noms, par de nouveaux médecins : j'ai considéré cette irritabilité comme une cause morbide occasionnelle.

Quelques-unes de mes idées, sur l'ataxie, sont désespérantes : j'ai, néanmoins, répandu quelques lumières sur les momens les plus obscurs, ou ranimé quelque espoir, pendant les époques les plus accablantes.

Si ma dernière conclusion est un peu indirecte, cé n'est

peut-être point à ma volonté et à mes efforts qu'il faut attribuer ce résultat : il faut en accuser et la science qui est peu avancée, et l'analyse qui est imparfaite, et le sujet qui est au-dessus des intelligences communes.

Tous les bons esprits seront frappés d'étonnement, en comparant la doctrine actuelle de l'irritation aux idées physiologiques que Bichat attache à ce mot, au sens qu'y attachent les sectes actuelles, et à la définition qu'elles donnent à la pathologie physiologique. Il y a peu d'exemples d'une pareille confusion d'idées ! combien certaines prétentions seraient restreintes, combien certains auteurs seraient mystifiés, si un logicien exact bornait les irritations pathologiques aux altérations physiologiques de la propriété que l'analyste Bichat appelle irritabité.

Or, quelques sectes, prétendent que toutes les maladies, sont des altérations, de propriétés vitales. Celles qui admirant Bichat, ou voulant s'appuyer sur la doctrine de ce grand homme, bornent les propriétés à l'excitabilité, et les maladies à l'irritation, ont-elles une admiration réfléchie, et savent-elles raisonner ?

Je finis par cette pensée de Bacon : *versamur adhuc in atriis*; et je la commente par ce sage précepte de ce grand homme : *non fingendum, nec excogitandum sed inveniendum quid natura faciat......*

Fin du traité de l'analogie.

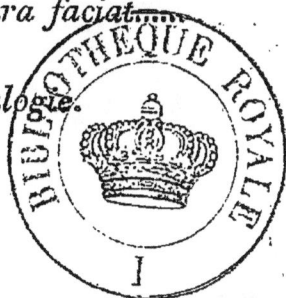

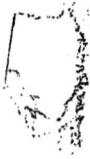